食事療法 はじめの一歩シリーズ

# 糖尿病の満足ごはん

だれでも無理なく続けられる

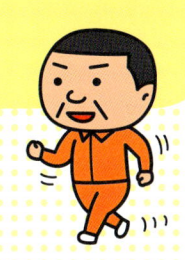

女子栄養大学出版部

## 何を選んだらいいかわからない。

▼この本では、基本的で簡単な方法を紹介しています。すべての食事療法の基本となる考えが入っていますので、この本から食事療法を始めることをおすすめします。

## おすすめです

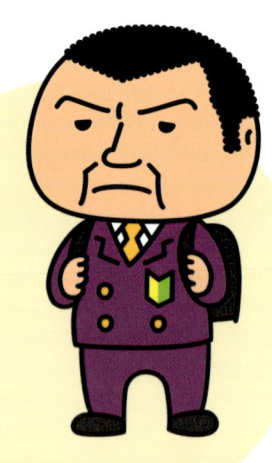

## 初めて食事療法を行う。

▼より簡単に料理を作るための方法やポイントを掲載していますので、食事療法の初心者の方には便利な一冊です。

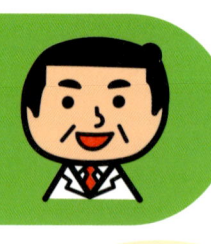

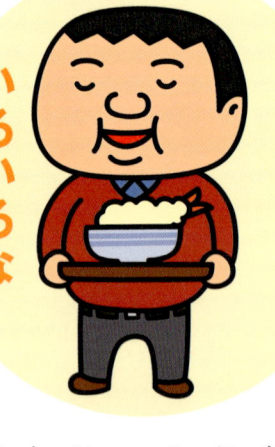

## いろいろな方法を試したが失敗ばかり…

▼無理せず続けるための知識とアドバイス、おいしく簡単なレシピを掲載。本書を案内役にじっくり食事療法に取り組みましょう。

## 食事療法を始める方へ

病院で「食事療法をしてください」と言われ、とまどわれた方は多いと思います。我慢しないといけないのかな、時間や手間がかかるんじゃないだろうか、ほかの方法でなんとかならないか……。病院の管理栄養士として多くの糖尿病患者さんと向き合ってきましたが、最初からスムーズに取り組める患者さんは多くありません。

その一方で、世の中には糖尿病に関する情報があふれ、どれが正しいのか、どれがその人に合った方法なのかが、わかりにくくなっています。

この本は、管理栄養士としての栄養相談の経験を生かし、「どんな人の要望にも応えられるよう」に作成しました。食事療法は一時的に行うものではなく、継続して行うことに意義があります。そして継続のためには、簡単であるこ

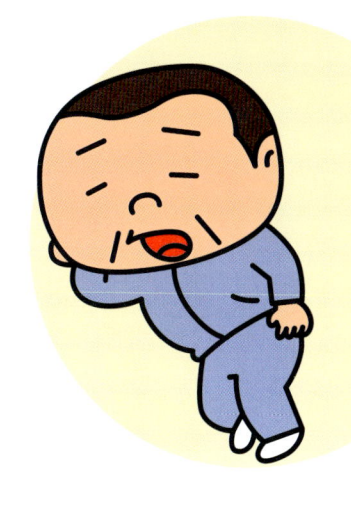

## この本は、こんな人に

### とにかく簡単にマスターしたい！

▶これだけは知っておきたいという要素がぎゅっと詰まっています。本書で基本を押さえれば、食事でも生活面でも応用がききます。

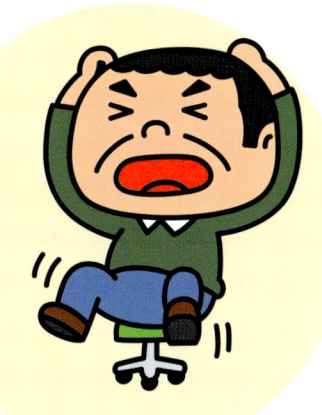

### カロリー計算や食品交換表は難しいし面倒だ！

▶本書には、カロリー計算や糖尿病食品交換表は不要。使わなくても食事療法が実践できます。またポイントとなる主食や野菜などは、覚えやすい目安も掲載しています。

と、アレンジしやすいこと、そしておいしいことが必須です。まずは、本書に従ってひと通り実践してみましょう。そして今までの食事と比較して改善点を見つけ、目標をひとつ決めてみましょう。検査値や体重など具体的な数値でもよいですし、「朝と夜は料理を作る」といったものでもかまいません。目標を決めたら、目標に合わせてアレンジしながら本書を使ってみてください。そのときは、レシピに添えた「ワンポイントアドバイス」「もっと手軽に」といった解説やコラムが役に立つことと思います。

この一冊をお手元に置くことで、食事療法が簡単に無理なく実行でき、なおかつおいしい食事を楽しんでいただけると思います。本書がみなさまのお役に立てましたら、幸いです。

順天堂大学医学部附属練馬病院
栄養科係長　管理栄養士
髙橋德江

# CONTENTS

この本は、こんな人におすすめです……2

## 第1章 どんな食事をとったらいいの？

① これでOK！糖尿病の基礎知識①
検査の結果は？
——糖尿病はHbA1cで診断する……8

② これでOK！糖尿病の基礎知識②
なぜ治療をするの？
——糖尿病は万病のもと……10

③ 食事療法は治療の基本……12

④ 料理の組み合わせで血糖値が変わる……14

⑤ 血糖コントロールの極意①
主食の量を決めよう……16

⑥ 血糖コントロールの極意②
食物繊維をたっぷりとろう……18

⑦ 血糖コントロールの極意③
油脂のとり方を工夫しよう……20

⑧ 問題点を克服しよう①
お菓子の量を控えよう……22

⑨ 問題点を克服しよう②
アルコールの量を控えよう……24

⑩ 問題点を克服しよう③
塩分量を控えよう……26

⑪ 問題点を克服しよう④
外食のしかたを工夫しよう……28

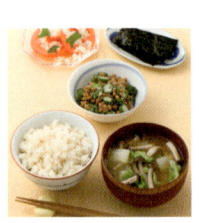

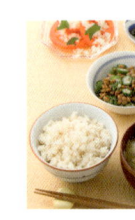

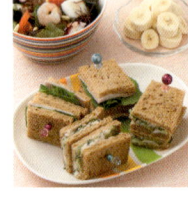

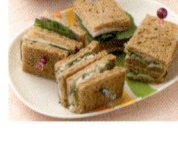

もっと知りたい人のための糖尿病Q&A……30

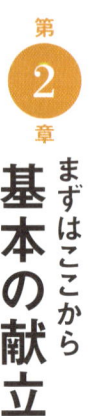

特徴を整理！「食事療法」のキーワード……36

## 第2章 まずはここから 基本の献立

血糖値が上がりにくい献立を考えよう……40

**1日目**
朝食 温泉卵のもずくあんかけなど……42
昼食 牛肉のしゃぶしゃぶなど……44
夕食 アジの梅煮など……46

**2日目**
朝食 オクラ入り納豆など……48
昼食 サンドイッチなど……50
夕食 サバのレモン風味焼きなど……52

**3日目**
朝食 カテージチーズサンドなど……54

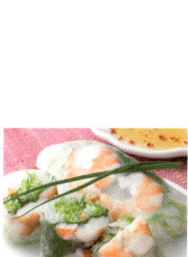

## 第3章 組み合わせて使える 一品料理

**昼食** おかかの焼きおにぎりなど ……56
**夕食** 豚肉のレンジ蒸しなど ……58

### 4日目
**朝食** ポーチドエッグオーロラソースなど ……60
**昼食** めはりごはんなど ……62
**夕食** 焼きサンマの玉ねぎ漬けなど ……64

### 5日目
**朝食** オールブランフレークなど ……66
**昼食** トマトスープパスタなど ……68
**夕食** イワシのかば焼きなど ……70

肉のおかず ……74
魚のおかず ……79
野菜のおかず ……83

主食 ……92
汁物 ……98
豆腐料理 ……101
常備菜 ……103
おつまみ ……107
おやつ ……112
ゼリー3種 ……115
ドリンク ……116

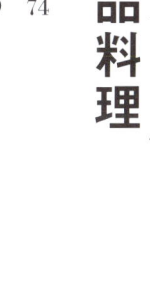

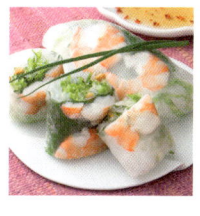

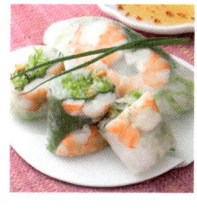

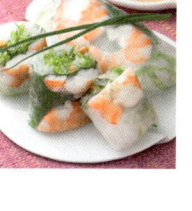

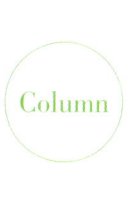

私はこれで改善しました！ みんなの糖尿病体験談 ……120

栄養成分値一覧 ……124

### Column

知っておくと便利な 長続きさせるためのコツ ……38
常備しておくと便利な お役立ち食材＆調味料 ……72
とり方のコツ たんぱく質 ……78
知っておきたい 油を減らすコツ ……91
知っておきたい 食品栄養成分表示の見方 ……102
とり方のコツ くだもののとり方 ……111
知っておくと便利な それでも食べたいときのコツ ……119

# 本書の使い方

## レシピについて

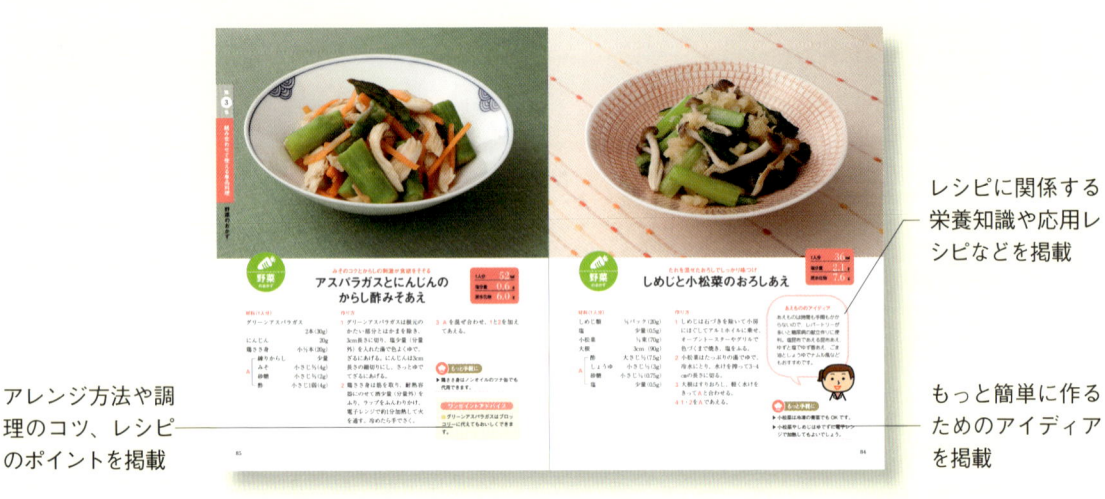

アレンジ方法や調理のコツ、レシピのポイントを掲載

レシピに関係する栄養知識や応用レシピなどを掲載

もっと簡単に作るためのアイディアを掲載

- 食品(肉、魚介、野菜、くだものなど)の重量は、特に表記がない場合は、すべて正味重量です。正味重量とは、皮、骨、殻、芯、種など、食べない部分を除いた、実際に口に入る重量のことです。
- 材料の計量は、標準計量カップ・スプーンを使いました。大さじ1＝15㎖、小さじ1＝5㎖、1カップ＝200㎖が基準です。
- フライパンはフッ素樹脂加工の物を使いました。
- 電子レンジは、600Wの物を使いました。お使いの電子レンジのW数がこれより小さい場合は加熱時間を長めに、大きい場合は短めにしてください。
- 調味料は特に表記のない場合は、塩＝精製塩(食塩)、砂糖＝上白糖、酢＝穀物酢、しょうゆ＝濃口しょうゆ、みそ＝淡い色のみそを使っています。
- 「だし」「無塩だしの素」は、理研ビタミンの「本かつおだし(商品名)」を使いました。

## そのほかの表記について

### 脂質と脂肪

「脂質」と「脂肪」に明確な違いはありませんが、「脂肪」は食べ物に含まれる中性脂肪を、「脂質」は中性脂肪にコレステロールなどを含めたものを指す場合が多くみられます。本書では、栄養素を表す場合は「脂質」とし、「低脂肪」「高脂肪」「乳脂肪」など一般的によく耳にする言葉には、「脂肪」を用いています。

### エネルギーとカロリー

エネルギーの量を表す単位が、カロリー(cal)。1ℓの水を1℃上げるのに必要なエネルギー量が1kcalです。本書では、基本的にエネルギーを表す場合は「エネルギー」「エネルギー量」と表記していますが、「低カロリー」「高カロリー」など一般的によく耳にする言葉には、「カロリー」を用いています。

### 塩分とは

「塩分」とは、食塩相当量のこと。本書でも「塩分量」として表記されている重量は、食塩相当量です。これは、食品に含まれるナトリウム量を合算した値に2.54を掛けたもの。塩分量の計算式については P.102 をご参照ください。

第 **1** 章

# どんな食事を とったらいいの?

糖尿病の患者なら、誰もが行う必要があるのが食事療法。
まずはどうして食事療法をしなければならないのか、
自分の食事のどこが悪かったのか、を把握しましょう。
完璧を目指すより、できることから始めることが大切です。

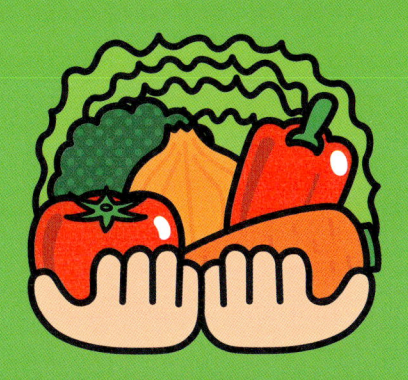

# 1 検査の結果は？

## これでOK！糖尿病の基礎知識 ①
## ——糖尿病はHbA1cで診断する

「どうして食べたいだけ食べていたってわかるんですか!?」

「HbA1cの値を見ればすぐわかります」

**ここに注目！**

| 人間ドックの結果 | |
|---|---|
| 血糖値 | ○○● |
| HbA1c | ●●● |
| ●●● | ○○○ |
| ●●● | ○○○ |

### 糖尿病の人の血液はブドウ糖でいっぱい

糖尿病とは、膵臓（すいぞう）から分泌（ぶんぴつ）されるインスリンというホルモンの働きが弱まったり、スムーズに分泌されなくなったりすることによって、血液中に多量のブドウ糖が含まれる状態（＝高血糖）が続く病気です。この血液中に含まれるブドウ糖の量を血糖値といい、診断や治療の重要な目安になります。

血糖値の測定方法は複数ありますが、近年診断基準として重視されているのが、HbA1c（ヘモグロビン・エーワンシー／グリコヘモグロビン）検査です。特定健康診断や人間ドックの検査項目にも含まれているので、目にしたことがある人も多いでしょう。

## HbA1cなら長期間の血糖状態がわかる

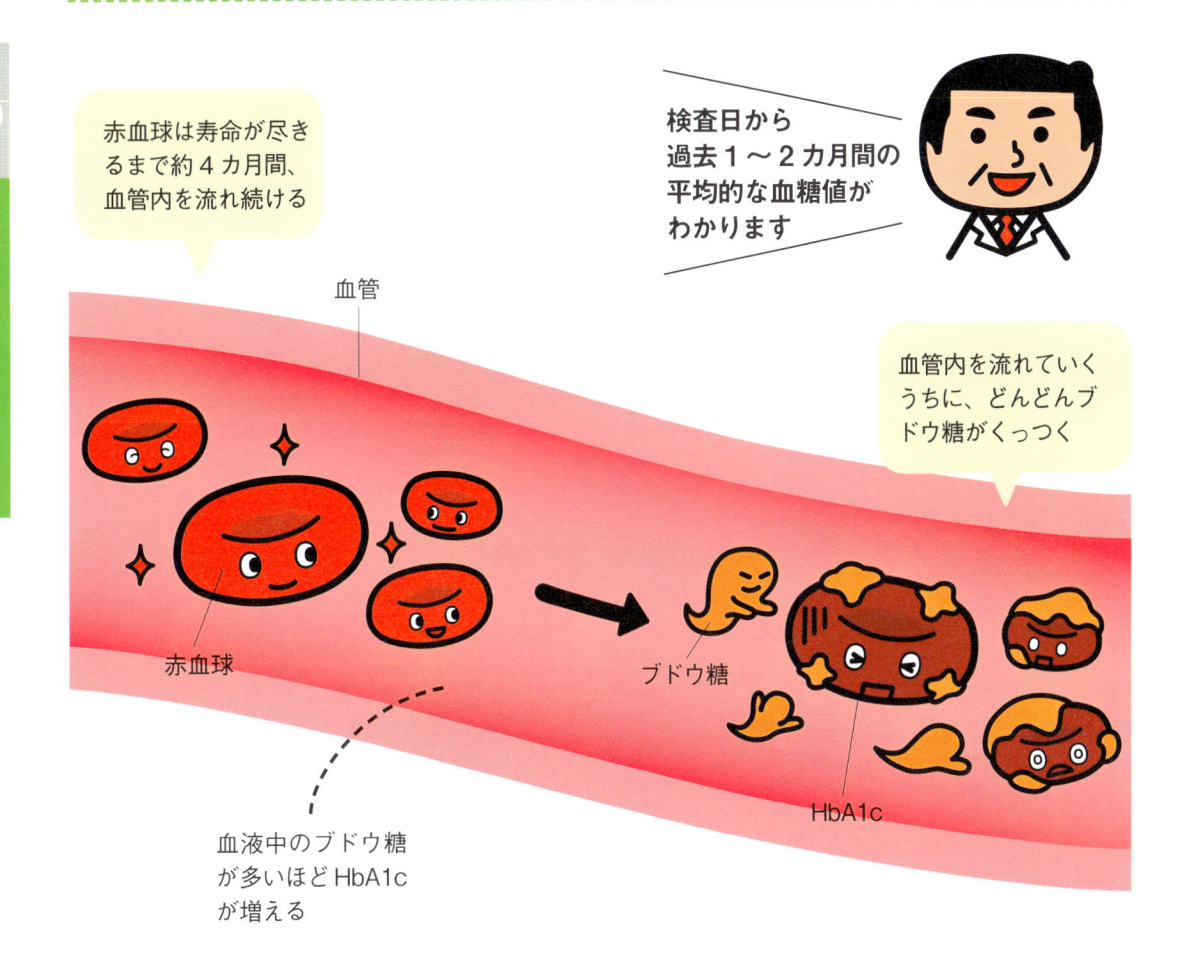

赤血球は寿命が尽きるまで約4カ月間、血管内を流れ続ける

検査日から過去1〜2カ月間の平均的な血糖値がわかります

血管

赤血球

血管内を流れていくうちに、どんどんブドウ糖がくっつく

ブドウ糖

HbA1c

血液中のブドウ糖が多いほどHbA1cが増える

### 高血糖が長期間続くほどHbA1cは増える

HbA1cは、赤血球のヘモグロビンとブドウ糖が結合したもの。ブドウ糖の量が多いほど、ヘモグロビンがブドウ糖と結合しやすくなり、HbA1cが増えます。そこで検査では、すべての赤血球のうち何％がHbA1cになっているかを調べます。

この検査の特徴は、過去1〜2カ月間の血糖状態がわかること。赤血球の寿命は約4カ月なので、検査時に採取される赤血球の平均年齢は1〜2カ月。過去1〜2カ月間、赤血球がどんな血糖状態の血液の中を流れていたかがわかるのです。また、血糖の量を調べる検査と異なり、検査前数日間の食事内容や運動量がすぐに反映されるわけではありません。

最近では、HbA1cの検査と、空腹時血糖検査や経口ブドウ糖負荷試験、随時血糖値（P30）などとを合わせて、診断が行われています。

## これでOK！糖尿病の基礎知識 ②

# なぜ治療をするの？
## ——糖尿病は万病のもと

### 糖尿病が新たな病の引き金になる

糖尿病で血管の状態が悪くなると、こんな病気にかかりやすくなります。

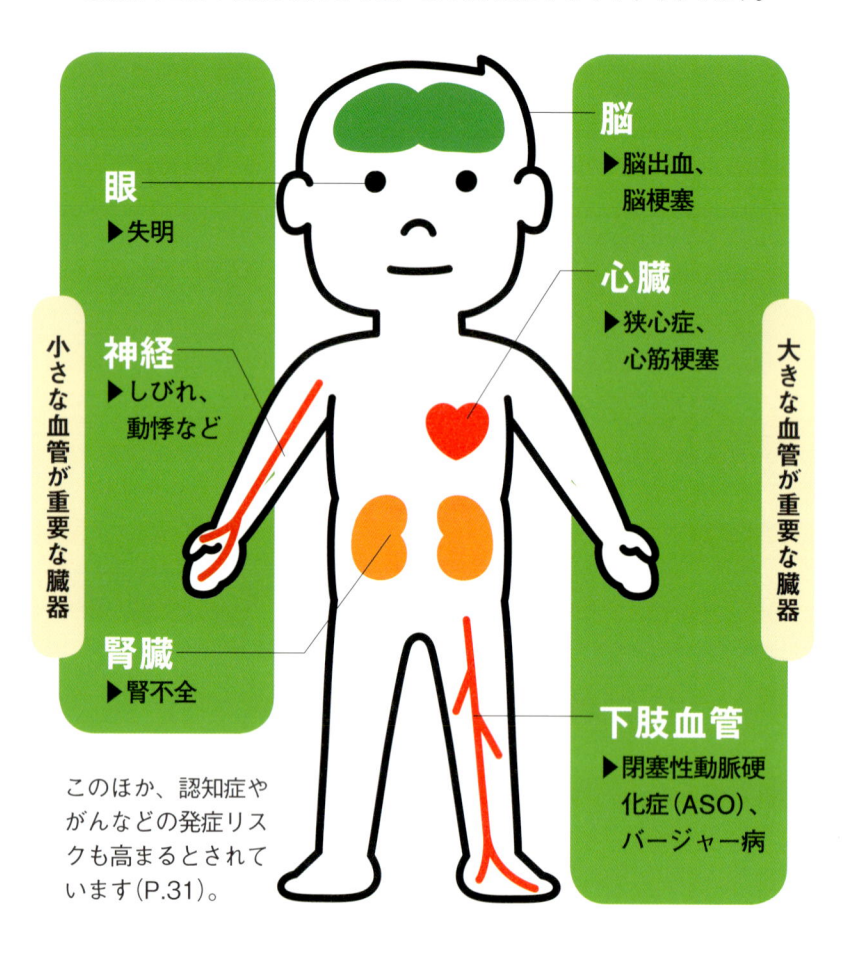

**小さな血管が重要な臓器**

- **眼** ▶失明
- **神経** ▶しびれ、動悸など
- **腎臓** ▶腎不全

**大きな血管が重要な臓器**

- **脳** ▶脳出血、脳梗塞
- **心臓** ▶狭心症、心筋梗塞
- **下肢血管** ▶閉塞性動脈硬化症（ASO）、バージャー病

このほか、認知症やがんなどの発症リスクも高まるとされています（P.31）。

### 糖尿病が怖いのは命に関わる病を招くこと

糖尿病の一番怖いところは、放っておくと全身に合併症を引き起こし、命に関わる病気につながることです。

高血糖の状態が続くと、徐々に血管に負担がかかってボロボロになり、周囲に悪影響が及びます。これが合併症で、血管の多いところに起きやすいことから、糖尿病は「血管の病気」ともよばれます。

糖尿病の主な合併症は、大きな血管とその周囲に現れる「大血管障害」と小さな血管とその周囲に現れる「細小血管障害」とに大きく分けられます。

大血管障害の代表は、脳梗塞（のうこうそく）や心筋梗塞。血糖値が少し高くなってくる糖

## 慢性的な高血糖は動脈硬化の原因

**高血糖の状態が続くと……**

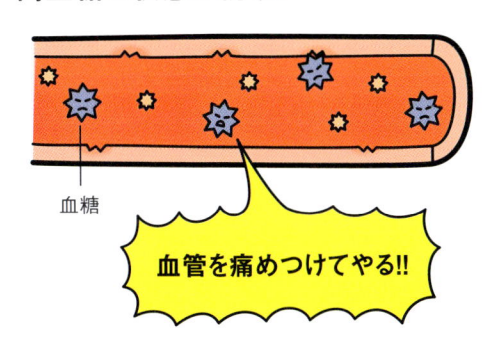

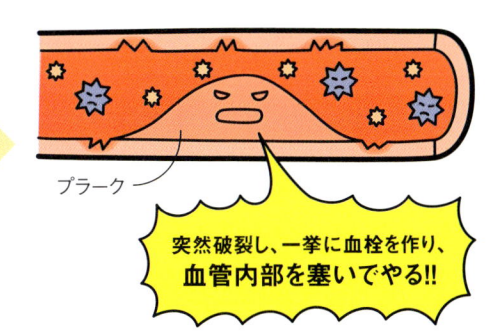

血糖

血管を痛めつけてやる!!

**血管の内膜にプラークができる**

プラーク

突然破裂し、一挙に血栓を作り、血管内部を塞いでやる!!

## 自分の状態に応じた目標設定が大切

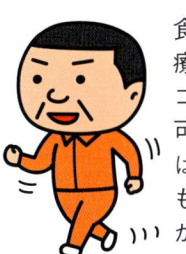

食事療法や運動療法だけで血糖コントロールが可能な人。または薬物療法中でも低血糖の心配がない人。

**HbA1cの値を**
**6.0% 未満に!**
血糖値正常化を目指す際の目標

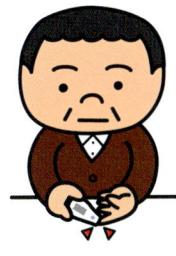

妊婦を除いた成人（空腹時血糖値130mg/dl未満、食後2時間血糖値180mg/dl未満を目標）。

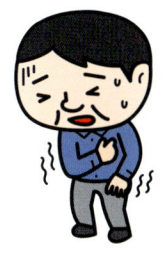

**HbA1cの値を**
**7.0% 未満に!**
合併症予防のための目標

低血糖などの副作用、そのほかの理由で治療の強化が難しい人。

**HbA1cの値を**
**8.0% 未満に!**
治療強化が困難な際の目標

## 治療の大きな目的は合併症をいかに抑えるか

尿病予備軍（P30）のころから進むといわれ、早期からの予防が大切です。

細小血管障害には、「三大合併症」とよばれる網膜症、腎症（腎不全など）、神経障害が含まれます。糖尿病由来の網膜症は、成人以降に失明した理由の第2位。腎症は、成人以降に人工透析を開始した理由の第1位です。

糖尿病はそれ自体では痛みがないため、ちょっと検査結果が悪くても、「大丈夫だろう」と思いがちです。しかし放っている間にも、血管はどんどん傷ついていきます。自覚症状が出たときには、悪化している場合も少なくありません。

まず、現在の糖尿病の状態を把握し、治療目標を定めましょう。治療目標は年齢や病気にかかっている期間、臓器障害の有無、低血糖の危険性、サポート体制などを考慮して、個別に設定します。

血糖値変動のクセをつかむ ①

# 3 食事療法は治療の基本

**食事療法は治療の基本！**
誰もが取り組む必要があります

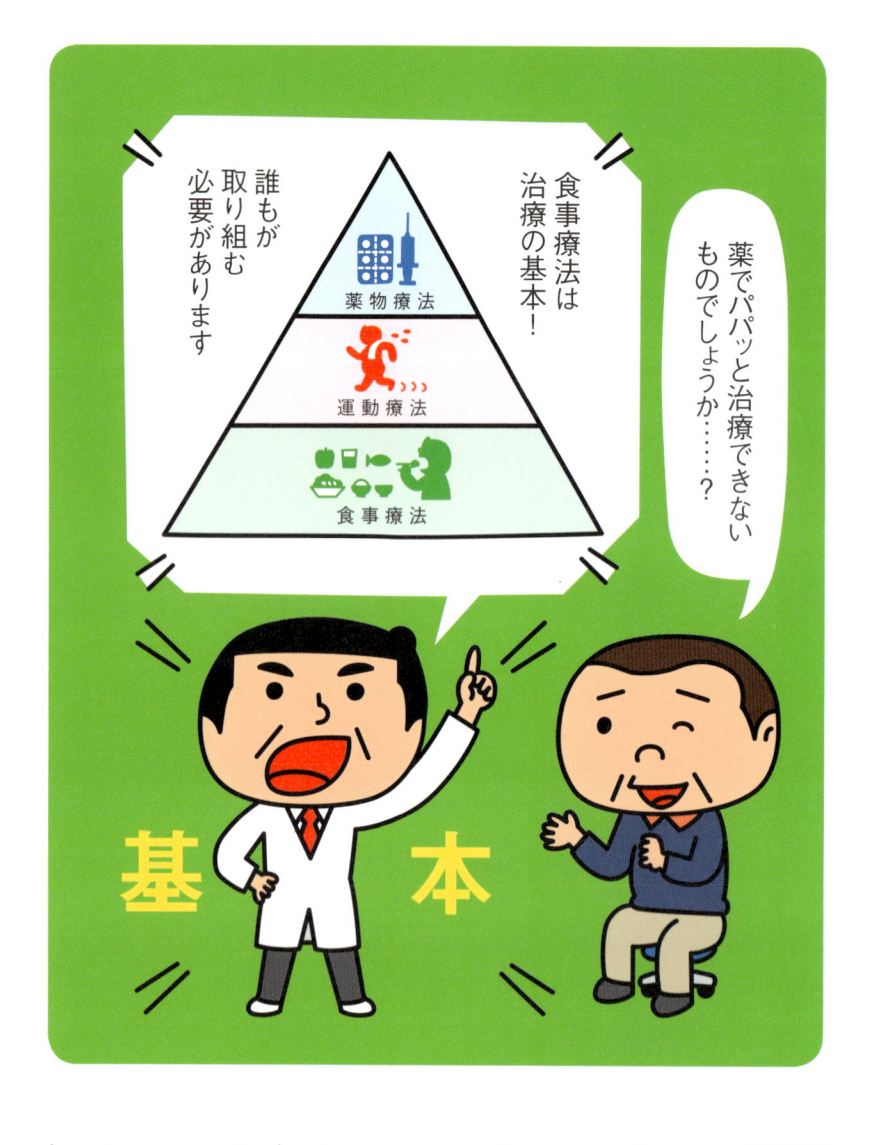

薬でパパッと治療できないものでしょうか……？

基本

## 糖尿病の治療は食事療法からスタート

糖尿病の治療には、食事療法、運動療法、薬物療法があります。なかでも食事療法は、誰もが取り組む必要があり、すべての治療の基本となる、大切な治療です。

糖尿病とは、血液中のブドウ糖が多い状態が続く病気。ブドウ糖は食べ物や飲み物が消化されて体内に入ってくるため、「ブドウ糖を増やしすぎない食事＝食事療法」が治療のカギとなってくるのです。

具体的にはまず、総エネルギー（カロリー）量を調整すること。特に肥満がある場合は、それを是正することが大切です。さらに糖尿病の食事療法の

## 3食タイミングよくとれば血糖値が安定する

まずは規則正しい食事で、血糖値の変動リズムを整えること！

**規則正しい食事のとき**

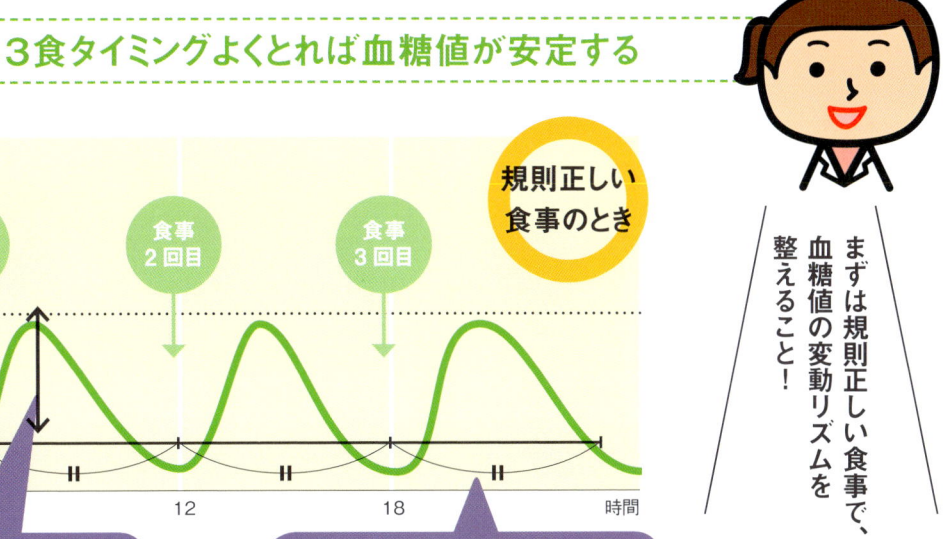

血糖値（mg/dl）／170／100／6／12／18／時間
食事1回目／食事2回目／食事3回目

- 急激な上昇が抑えられる
- 上昇と下降のリズムが規則正しい

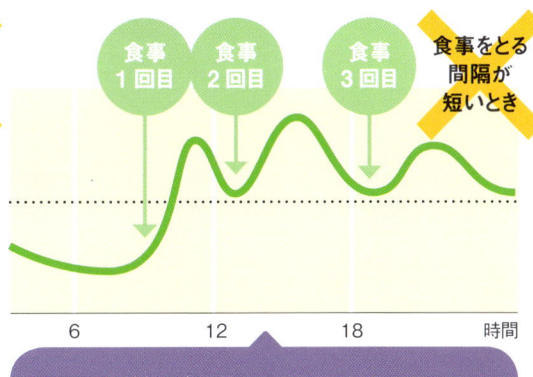

**1日2食にしたとき** ✕

血糖値の落差が激しく、上昇しすぎたり逆に低血糖になったりしやすい

**食事をとる間隔が短いとき** ✕

血糖値が急上昇したまま下がりにくい

### 糖尿病の食事療法は規則正しい食事から

ただし、食事療法といっても、特別な食事は必要ありません。食べてはいけないものも、ほとんどありません。

食事療法でまず気をつけたいのは、3食規則正しくとることです。忙しいからと朝食を抜いたり、不規則な時間に食べたりすると、血糖値が急上昇。すると1日に食べる量が同じでも、規則正しく食べた場合に比べて血糖値の変化が不規則になり、血糖値をコントロールしにくくなります。

理想は、5〜6時間間隔で食事をし、就寝2〜3時間前には夕食をすませること。食事をとる時間もできるだけ毎日そろえ、1食でとるエネルギー量も3食そろえるとよいでしょう。

目的には、脂質代謝などの体の代謝や血圧を改善し、合併症の発症・進展を防ぐことも含まれています。つまり、エネルギー量だけでなく、バランスにも配慮する必要があるのです。

# 4 血糖値変動のクセをつかむ② 料理の組み合わせで血糖値が変わる

## 組み合わせるおかずで血糖値の上がり方が変わる

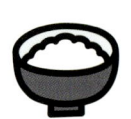

**主食 ＋ 野菜料理　→ 炭水化物 ＋ 野菜**

例）ごはん ＋ サラダ → 血糖値の上昇を抑える組み合わせ

**主食 ＋ たんぱく質のおかず → 炭水化物 ＋ たんぱく質**

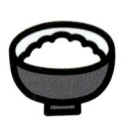

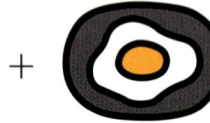

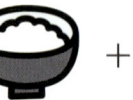

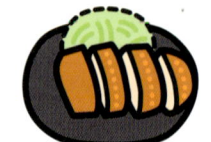

例）ごはん ＋ 目玉焼き → 血糖値の上昇がゆるやかになる

**主食 ＋ 揚げ物　→ 炭水化物 ＋ 脂質**

例）ごはん ＋ 豚カツ → 時間がたってからも血糖値が高い状態が続く

## 栄養素によって血糖値の上がり方が違う

栄養素と血糖値の関係を知ることは、血糖コントロールを良好にするための重要なポイントです。同じエネルギー量（カロリー）でも、構成されている栄養素の種類によって、血糖値の上がり方が異なってくるからです。

たとえば炭水化物は、糖として消化・吸収されやすく、ほかの栄養素に比べて、血糖値が早く急激に上がります。おにぎりやめん類は、手軽でよく食べられますが、エネルギーが低いわりに食後の血糖値が高くなります。

たんぱく質は、ゆっくりと糖に変わるので、炭水化物に比べて血糖値の上昇はゆるやかです。

## 毎食、「主食＋主菜＋副菜」の組み合わせを守る

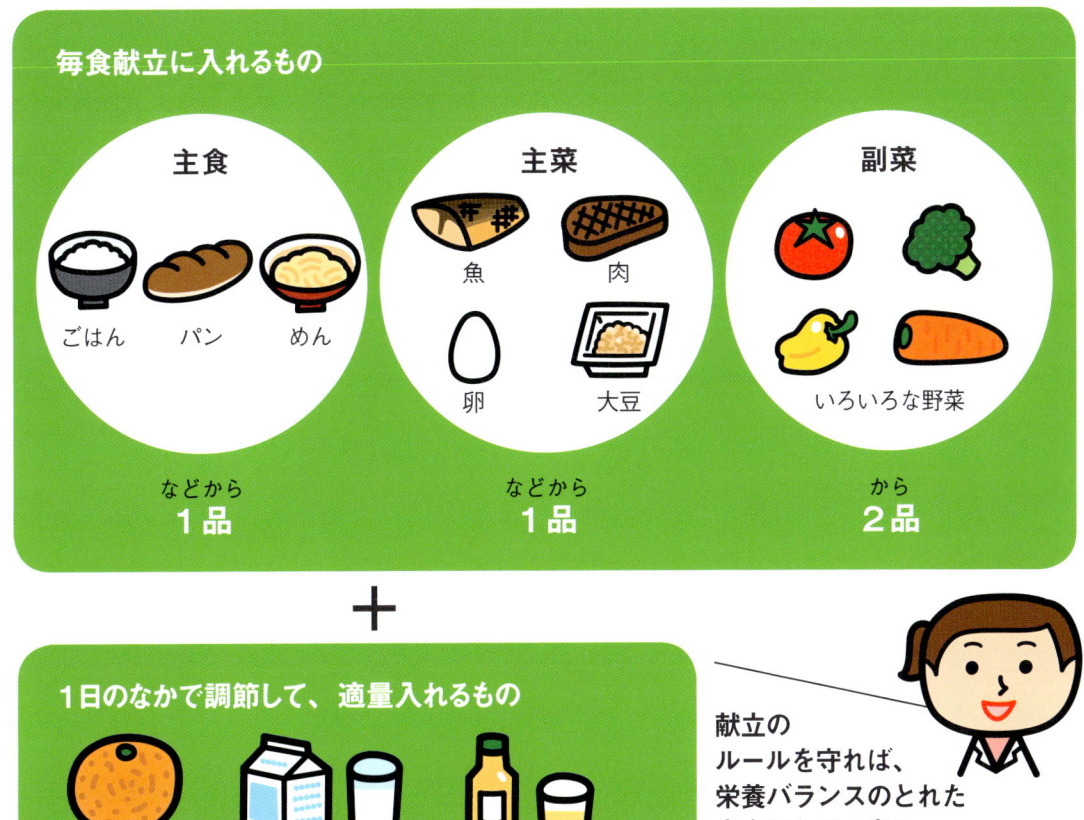

**毎食献立に入れるもの**

**主食**
ごはん／パン／めん
などから1品

**主菜**
魚／肉／卵／大豆
などから1品

**副菜**
いろいろな野菜
から2品

＋

**1日のなかで調節して、適量入れるもの**
くだもの／牛乳・乳製品／油

献立のルールを守れば、栄養バランスのとれた食事になります！

### 栄養素の足し算だけでは血糖値の変化はわからない

ただし、食後の血糖値の変化は栄養素の足し算とイコールではありません。いつ食べるか（P13）のほか、食材の組み合わせによっても、体の中での成分の相乗・相殺作用が大きくなり、血糖値の上がり方が変わってきます。

たとえばごはんなどの炭水化物と、血糖値の急上昇を抑えるたんぱく質や野菜を合わせるとよいでしょう。炭水化物だけを食べるより、血糖値の上昇がゆるやかになります。

これを献立に応用すると、バランスのよい食事ができます。毎食、「主食＋主菜＋副菜」の組み合わせを守り、1日の食事のなかで、くだものや油、乳製品をうまくとり入れましょう。

## 5 血糖コントロールの極意① 主食の量を決めよう

### 主食の量を一定に保つと血糖値が安定する

主食の量を決めることは、血糖コントロールを良好に保つうえで、非常に大切です。つねに一定量の主食を食べることで、血糖値は安定します。

主食には炭水化物が多く含まれ、血糖値を上げやすいからです。急に食事を制限したり、生活習慣を変えるのが難しい場合は、主食の量を一定にすることから始めてみましょう。

そのために、まずは主食の適量を覚えましょう。主食の適量は、1日のエネルギー摂取量の約半分です。この量を守ることは、たんぱく質や脂質のとりすぎの予防にもつながり、栄養バランスを整えるうえでも効果的です。

### エネルギー摂取量の目安を算出しよう

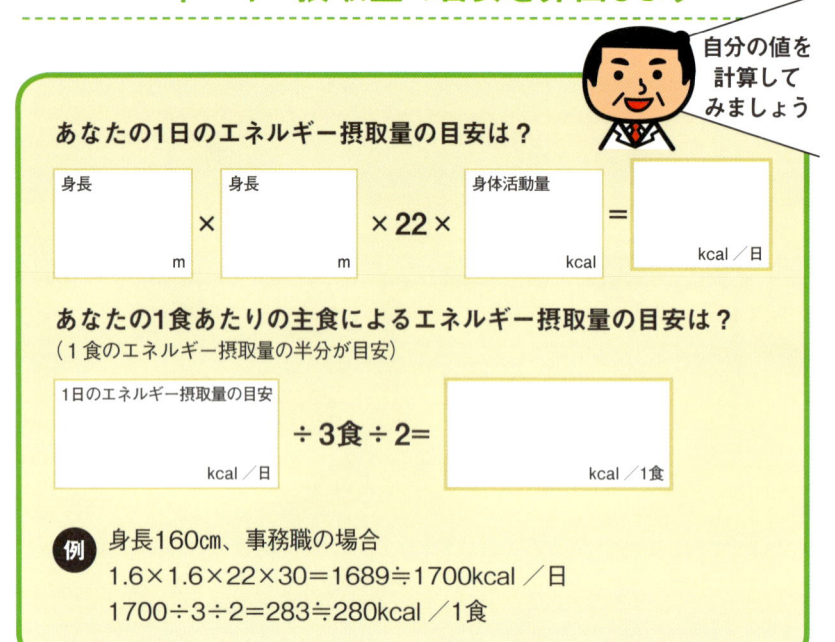

自分の値を計算してみましょう

**あなたの1日のエネルギー摂取量の目安は？**

| 身長 m | × | 身長 m | ×22× | 身体活動量 kcal | = | kcal／日 |

**あなたの1食あたりの主食によるエネルギー摂取量の目安は？**
（1食のエネルギー摂取量の半分が目安）

| 1日のエネルギー摂取量の目安 kcal／日 | ÷3食÷2= | kcal／1食 |

**例** 身長160cm、事務職の場合
1.6×1.6×22×30＝1689≒1700kcal／日
1700÷3÷2＝283≒280kcal／1食

●エネルギー摂取量＝標準体重×身体活動量　※標準体重(kg)＝身長(m)×身長(m)×22

| 区分 | 軽め | 普通 | 重め |
|---|---|---|---|
| 職種 | デスクワークが多い職業、主婦 | 立ち仕事や外回りが多い職業 | 力仕事が多い職業 |
| 身体活動量 | 25〜30kcal | 30〜35kcal | 35〜40kcal |

16

# 1食あたりの主食は、ごはん2杯が目安

## ●ごはん（精白米）なら……

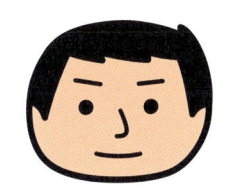

**男性**
茶わん軽く2杯
200g／約320kcal

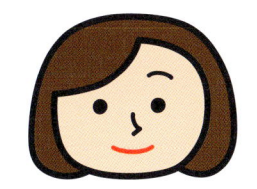

**女性**
茶わん軽く1杯半
150g／約240kcal

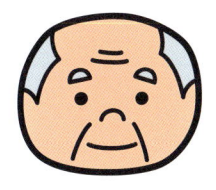

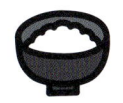

**高齢者**
茶わん軽く1杯
100g／約160kcal

## ●ごはん（精白米）以外なら

| 食品名●量 | エネルギー量(kcal) |
|---|---|
| 玄米ごはん●1杯(100g) | 165kcal |
| 食パン●6枚切り1枚(60g) | 158kcal |
| ライ麦パン●1枚(30g) | 79kcal |
| バターロール●1個(30g) | 95kcal |
| フランスパン●1個(30g) | 84kcal |
| そば（乾）●1食分(80g) | 275kcal |
| 中華めん（ゆで）●1玉(200g) | 298kcal |

| 食品名●量 | エネルギー量(kcal) |
|---|---|
| スパゲティ（乾）●1食分(80g) | 302kcal |
| そうめん（乾）●1食分(80g) | 285kcal |
| うどん（乾）●1食分(80g) | 278kcal |
| コーンフレーク●1食分(40g) | 152kcal |
| 玄米フレーク●1食分(40g) | 150kcal |
| ブランフレーク●1食分(40g) | 152kcal |
| もち●1切れ(50g) | 118kcal |

## ごはん茶わん何杯分か主食量の目安を把握する

1日のエネルギー摂取量から算出した1食あたりの主食量の目安は、成人男性はごはん茶わん軽く2杯、女性は軽く1杯半、高齢者は軽く1杯です。もちろん、1日のエネルギー摂取量は、厳密には人によって異なりますが、目安として覚えておくとよいでしょう。簡単な計算で、自分のエネルギー摂取量の目安を求めることもできます。

また、精白米を胚芽米にかえる、雑穀を加えるなどして、食物繊維量を多くすると、血糖値が抑えられます。

### プラスアルファ +α どうしても主食量がそろえられない場合は？

朝が忙しい、外食が多いなど、主食量がそろえられない場合は、昼とりすぎた分は夜減らすなど、1日のなかで調節するとよいでしょう。無理せず継続することが大切です。決められた主食量が少ないと感じる場合には、かみごたえのある玄米や雑穀米などを利用して、満足感を高めましょう（※）。

※薬物療法を行っている場合は、医師や管理栄養士と相談してください

# 血糖コントロールの極意 ② 食物繊維をたっぷりとろう

## 食物繊維は血糖コントロールの味方

**働き 1　食物繊維が血糖値の上昇をゆるやかにする**

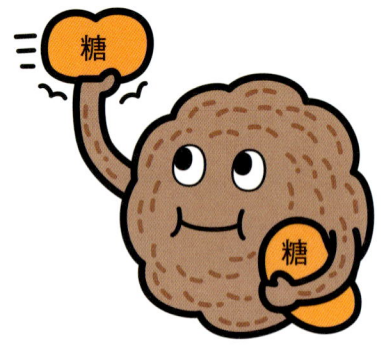

水溶性食物繊維は、胃の中でゲル状になって糖質を包み込み、吸収を遅らせます。そのためブドウ糖が血液中に出てくるのが遅くなり、食後の血糖値の上昇がゆるやかになります。また、コレステロールの吸収を防ぐ働きもあります。

**働き 2　食物繊維が満腹感を与え腸をきれいにする**

不溶性食物繊維は、水分を吸収して数倍から数十倍にもかさを増す性質があります。そのため大腸の働きを活発にして排便を促し、腸内環境を整えます。またかみごたえがあるものが多く、よくかんで食べることで満腹感が得やすくなります。

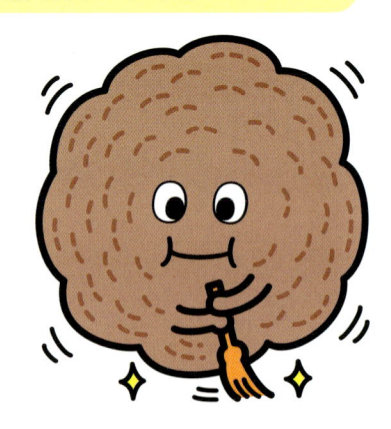

## 食物繊維は2種類とも食事療法に有用

食物繊維とは、食品に含まれる人間には消化できない成分のこと。水溶性と不溶性の2種類があり、どちらも糖尿病の食事療法に役立つ成分です。

水溶性食物繊維は、オクラやこんぶ、もずくなどのぬるぬるネバネバする食品や、くだものに多く含まれています。食後の血糖値の上昇をゆるやかにしたり、血中コレステロール値の上昇を抑える働きがあります。

不溶性食物繊維は、きのこやごぼうなどの筋張った食品や、穀類の皮などに多く含まれています。かみごたえがあるものが多く、満腹感が得られたり、排便を促して大腸をきれいにします。

## 野菜をたっぷり食べて食物繊維をとろう

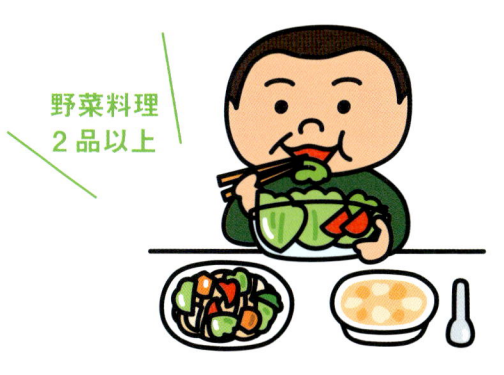

**1食あたりの野菜の摂取量の目安は**

野菜料理2品以上

または

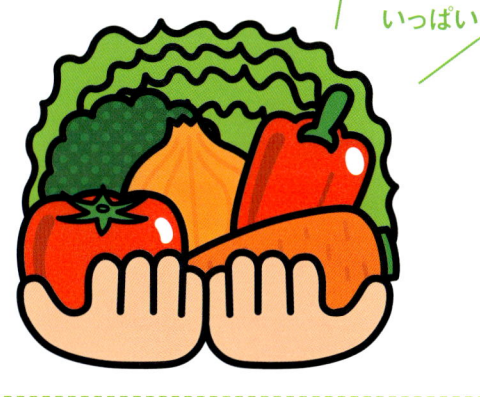

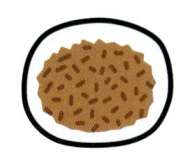

生野菜なら両手に山盛りいっぱい

## 主食をかえて食物繊維量をアップ

**1食あたりの食物繊維量**

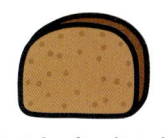

| ライ麦パン(30g) 1.7g | そば(乾／80g) 3.0g | 玄米ごはん(100g) 1.3g | ブランフレーク(40g) 12.9g |
|---|---|---|---|
| ↑ | ↑ | ↑ | ↑ |
| 食パン(60g) 1.5g | うどん(乾／80g) 1.9g | 精白米ごはん(100g) 0.3g | コーンフレーク(40g) 1.0g |

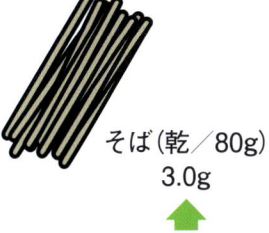

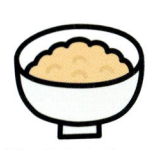

## 食物繊維はたっぷり摂取 先に食べると効果もアップ

食物繊維の摂取量の目標は、1日20〜25g。1食あたりの量の目安は、野菜料理を2品、または両手に生野菜を山盛りいっぱいと覚えておきましょう。野菜以外にも、主食を食物繊維が多いものにかえる（上図）、おやつに食物繊維が多いものを選ぶなどの工夫で、摂取量を増やすこともできます。

また、食後血糖値が高い人は、食事の初めに野菜・海藻・きのこなど、食物繊維の多い食品を食べるとより効果的です（※）。

### ワンポイントアドバイス

**うんちは健康のバロメーター**

「食物繊維の摂取量×10＝うんちの量」ともいわれています。1日20gの食物繊維がとれていると、うんちの量は200g。これはバナナ1本分の量です。また食物繊維が多く含まれた健康なうんちは、水洗トイレの水に浮きます。今日の食物繊維が明日のうんちをつくることを覚えておいてください。

※いも類やかぼちゃ、根菜類は炭水化物を多く含むので、血糖値が上がる場合もあります

# 7 血糖コントロールの極意 ③ 油脂のとり方を工夫しよう

油の適量は1日大さじ1〜2杯

油を使った外食料理は1日1回にしましょう

昼 ピザ

よ、夜はヘルシーに天ぷらそば……

1日1食まで！

## 高カロリーな油脂はとり方に注意が必要

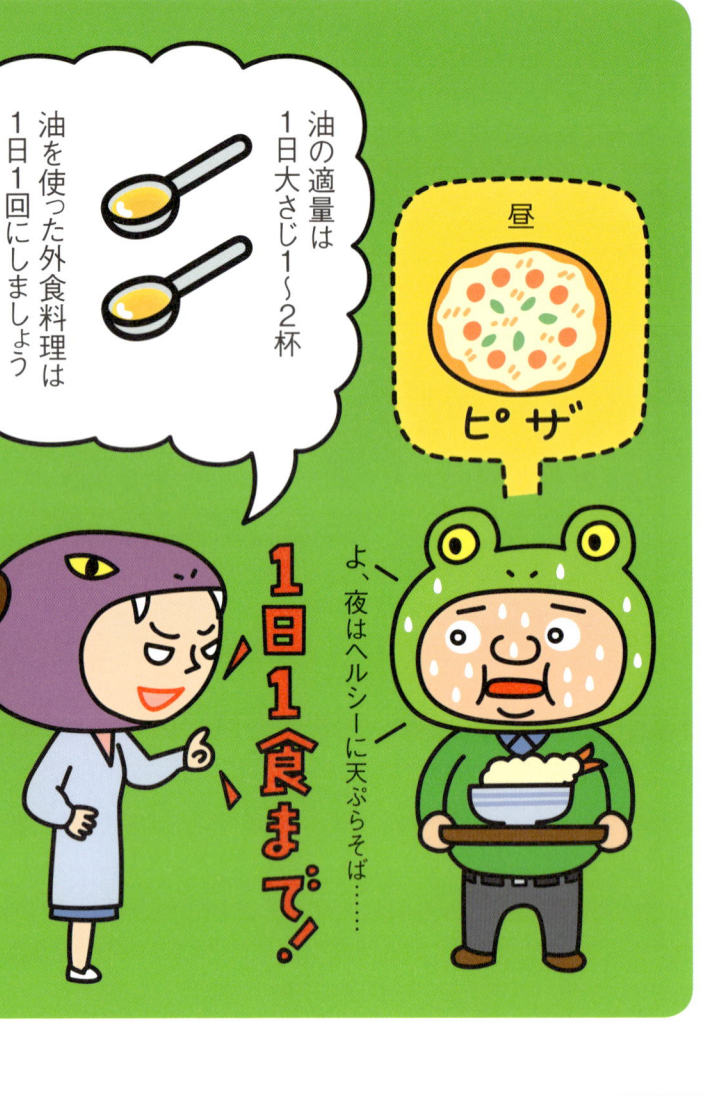

たんぱく質や炭水化物は1gあたり4キロカロリーですが、脂質は1gあたり9キロカロリーと、2倍以上あります。料理に使われると量の把握が難しく、注意が必要です。

揚げ物やいため物など、油を使う料理では食品や衣が油を吸っています。ソテーより衣の多い天ぷらやフライのほうが油を吸いやすく、じゃがいもよりなすのほうが油を吸いやすいなど、調理法や食材によって差があります。

また、外食でとる料理や市販の惣菜・弁当には、意外と多くの油が使用されているため、油のとりすぎに注意する必要があります。

## 天ぷらの重さの20%は油なので注意

低 ←　吸油率　→ 高

**ソテー・ムニエル** 吸油率 平均 **5%**
100gあたり 小さじ1強の油

**から揚げ** 吸油率 平均 **8%**
100gあたり 小さじ2の油

**天ぷら・フライ** 吸油率 平均 **20%**
100gあたり 小さじ2＋大さじ1の油

油を使った料理は1食に1品まで、油をとりすぎてしまう揚げ物は1週間に1回程度にしましょう

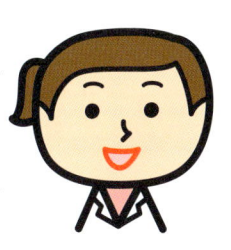

※油の量は小さじ1＝4g、大さじ1＝12gで計算

### ワンポイントアドバイス
**吸油率や吸油量って何のこと？**

吸油量とは、調理によって食材が吸った油の量のこと。吸油率とは、調理前の食材の重量（粉や衣は含まない）に対する吸油量の割合のことです。たとえば、吸油率10％の食材100gを揚げたときの吸油量は10gとなります。吸油率は、油の温度が低いほど高い傾向があります。

## 油脂は摂取量だけでなく何でとるかもポイント

1日の油の摂取量の適量は、大さじ1～2杯。油を使った外食料理は1日1回までと心得ましょう。

体によい、じょうずな油脂のとり方は、1日に青魚半身と種実や種実油を合わせて、大さじ1～2杯の良質の油でとること。オレイン酸が多い菜種油（キャノーラ油）やオリーブオイル、ごま油、n-3系多価不飽和脂肪酸が多い、えごま油やアマニ油、くるみなどでとりましょう。コレステロール値の低下や便秘改善などが期待できます。

## 8 問題点を克服しよう❶

# お菓子の量を控えよう

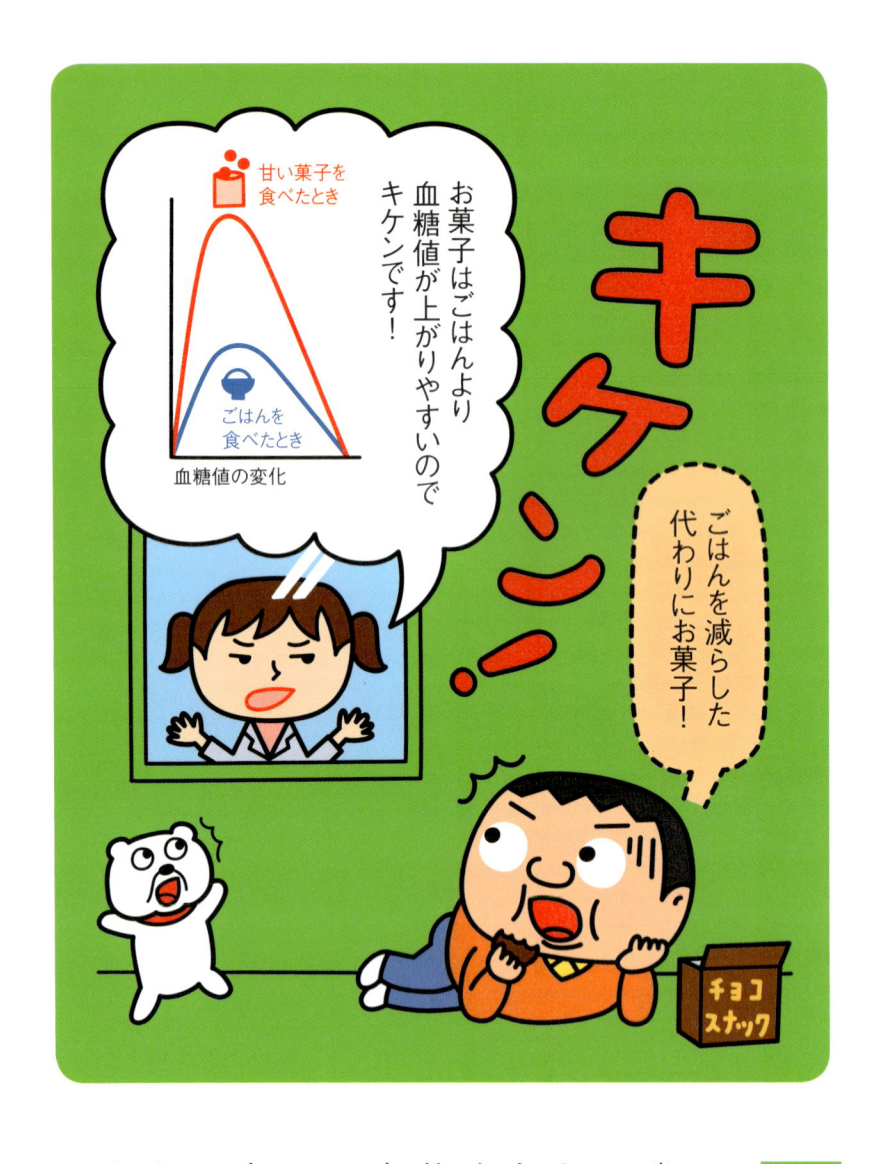

**キケン!!**

お菓子はごはんより血糖値が上がりやすいのでキケンです!

ごはんを減らした代わりにお菓子!

甘い菓子を食べたとき
ごはんを食べたとき
血糖値の変化

### 食事代わりのお菓子はNG 糖尿病悪化の危険も

アルコールや外食と並ぶ、糖尿病の患者さんの食事上の三大問題点のひとつが、菓子類です。「食事の量を減らした分、お菓子を食べている」「食事とお菓子は別」という人が、意外に多くいます。また、缶コーヒーや清涼飲料水など、砂糖を多く含む飲み物を無自覚にとっている人もいます。

お菓子や嗜好飲料は少量でもエネルギー量が高く、砂糖や動物性脂肪の含有量も多いため、食事の代わりにとっては逆効果。血糖値が上がるだけでなく、中性脂肪やコレステロール値も上がり、肥満や糖尿病の悪化につながってしまいます。

## カロリーを把握してお菓子を選ぶ

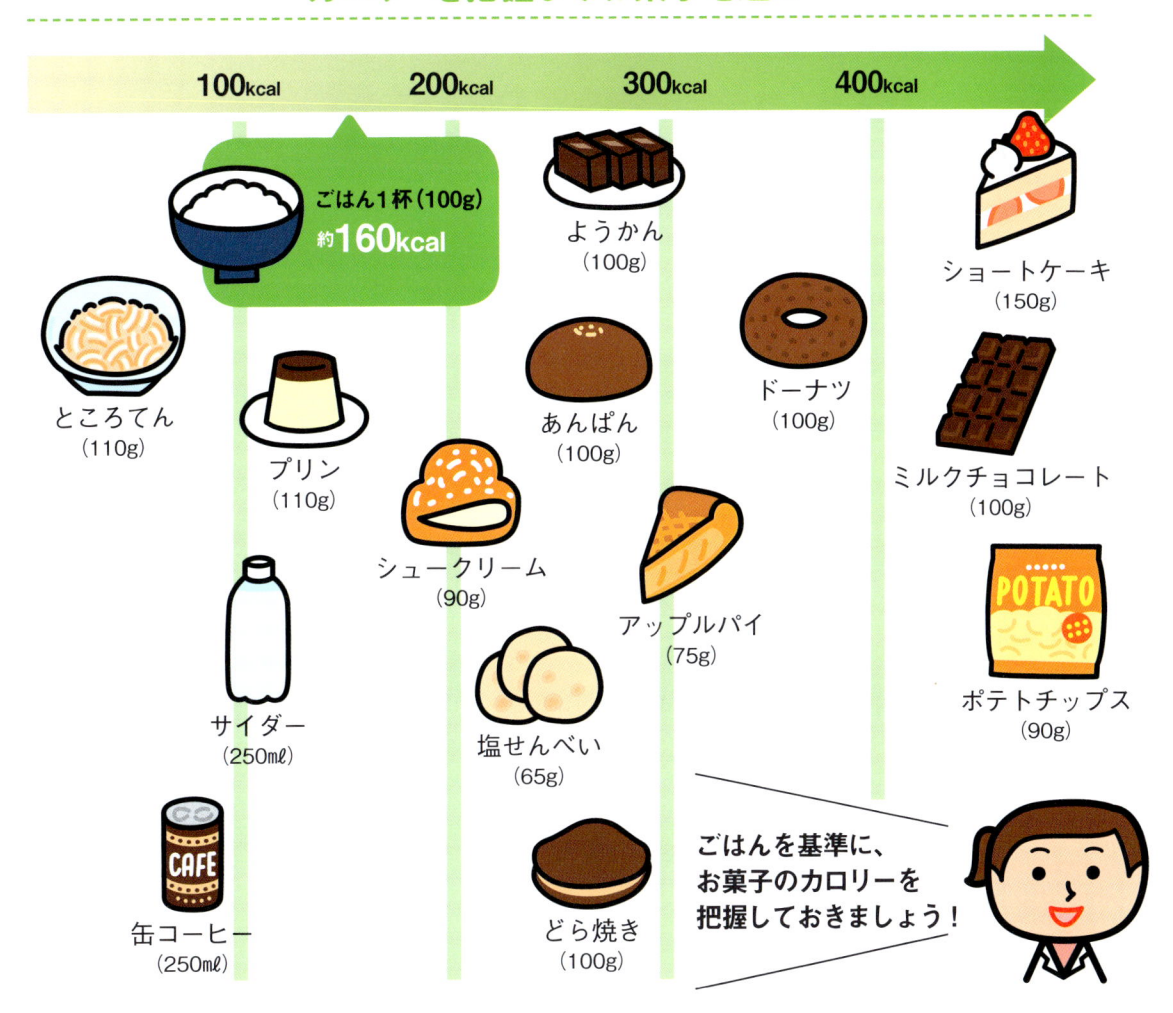

**100kcal / 200kcal / 300kcal / 400kcal**

- ごはん1杯（100g）約160kcal
- ところてん（110g）
- プリン（110g）
- サイダー（250ml）
- 缶コーヒー（250ml）
- シュークリーム（90g）
- 塩せんべい（65g）
- どら焼き（100g）
- ようかん（100g）
- あんぱん（100g）
- アップルパイ（75g）
- ドーナツ（100g）
- ショートケーキ（150g）
- ミルクチョコレート（100g）
- ポテトチップス（90g）

ごはんを基準に、お菓子のカロリーを把握しておきましょう！

第1章 どんな食事をとったらいいの？ 問題点を克服しよう

## 菓子類をセーブするコツは具体的な目標設定

とはいえ、大好きな菓子類を急にやめることは難しいもの。どのくらいの量や回数なら我慢できるのか、医師や管理栄養士と相談しながら、少しずつ調節していきましょう。1週間に2回・和菓子1個まで、のように具体的に目標を決めます。エネルギー量を確認したうえで、1日のエネルギー摂取量内で調節しましょう。

このほか、カレンダーにお菓子を食べた日を記録し、その結果を検査結果と結び付ける方法もおすすめ。カレンダーはすぐ記録できるよう、食事をする場所に置くのがコツです。

また、決めたことを家族や友人などに伝え、サポートしてもらうことも大切です。くじけそうになるときも、信頼している人の協力で気持ちを切り替えることができるはずです。逆に、話した手前、やめたら恥ずかしいとの思いから、続けられる人もいます。

## 9 問題点を克服しよう② アルコールの量を控えよう

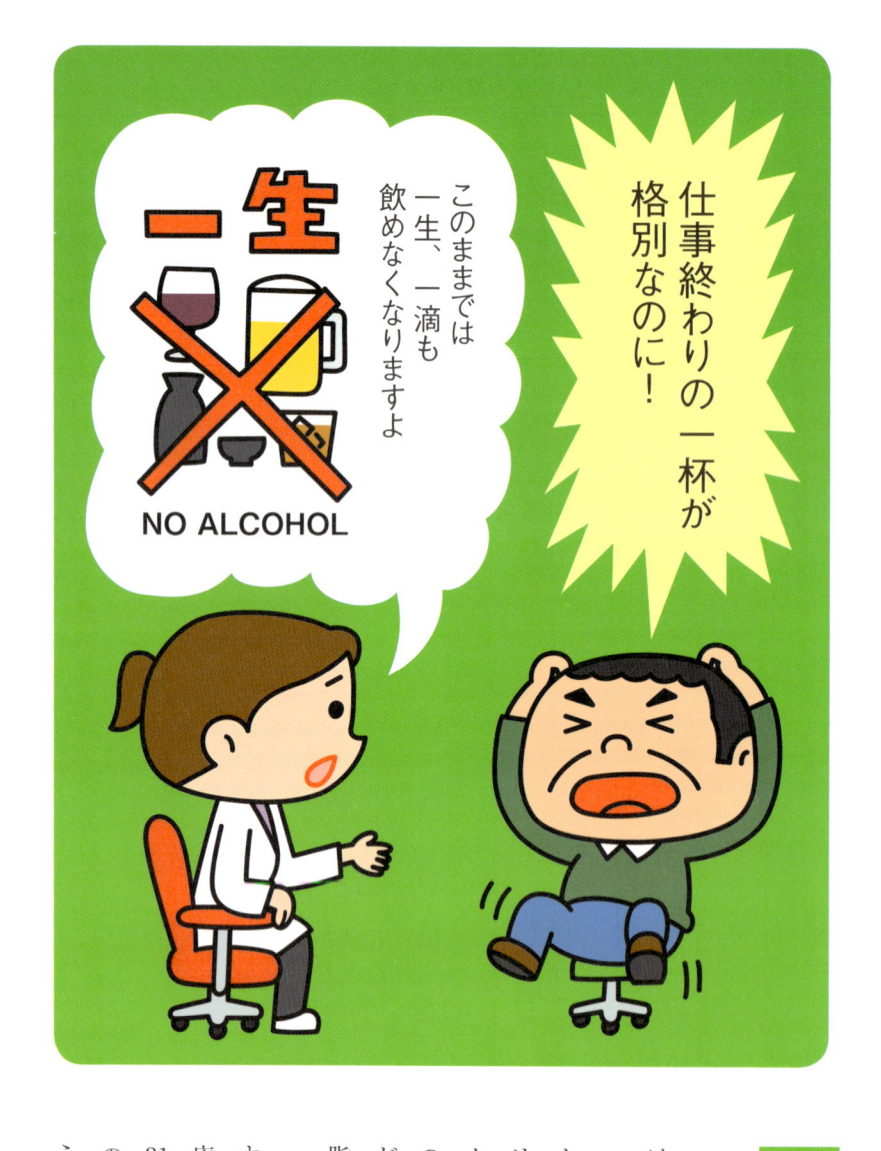

**仕事終わりの一杯が格別なのに！**

このままでは一生、一滴も飲めなくなりますよ

一生 NO ALCOHOL

### アルコールそのものが糖尿病には悪影響

アルコール飲料が糖尿病に悪い理由は、アルコールそのものにあります。

そもそもアルコール自体が高カロリー。炭水化物が1gあたり4キロカロリーなのに比べ、アルコールは7キロカロリーです。しかも体内で中性脂肪の分解を低下させ、合成を高める作用があるため、中性脂肪の値を上げたり、脂肪肝の原因になります。

また、飲酒により食欲が増して食べすぎることで高血糖となったり、薬物療法を行っている場合は低血糖（P31）を引き起こすこともあります。このため、アルコールの摂取は控えるよう求められるのです。

## 5つの条件を満たせば適量のアルコールならOK

- ☑ 血糖値のコントロールが長期にわたって良好
- ☑ 糖尿病合併症がないか、あっても軽度である
- ☑ 肥満や脂質代謝異常（特に高トリグリセリド血症）、高尿酸血症（痛風）がない
- ☑ 肝臓の病気や膵臓の病気がない
- ☑ 自制心がある

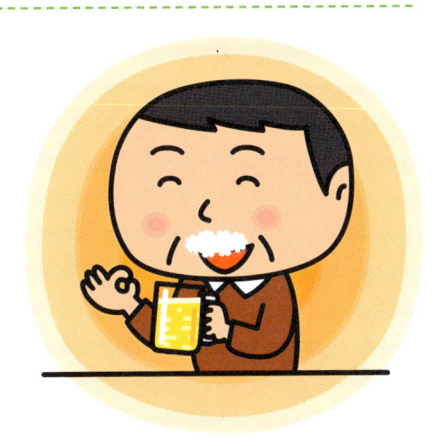

## 1日のアルコールの適量（20g）の目安を知ろう

| ビール | 清酒 | ウィスキー・ブランデー | 焼酎（35度） | ワイン |
|---|---|---|---|---|
| アルコール度数 5% | アルコール度数 15% | アルコール度数 43% | アルコール度数 35% | アルコール度数 12% |
| 中びん1本 500ml | 1合 180ml | ダブル1杯 60ml | 半合 90ml | グラス2杯 240ml |
| 純アルコール量20g | 純アルコール量22g | 純アルコール量21g | 純アルコール量25g | 純アルコール量23g |

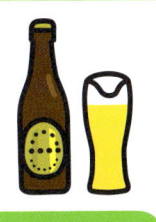

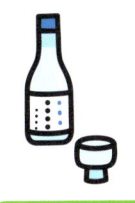

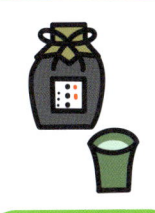

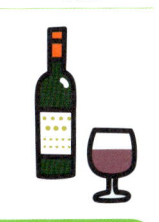

## 血糖値が安定していれば適量のアルコールはOK

ただし、食事療法や運動療法によって血糖コントロールが良好な場合や、合併症がない場合などは、アルコール摂取も認められています。その場合の適量は、1日に純アルコール量で20g。ビールなら、中びん1本分に相当します。もちろん、医師や管理栄養士の許可を得たうえで飲みましょう。

節酒がつらい場合には、1人で飲む機会を減らす、家に酒類を置かないようにする、大きな杯やジョッキは避けゆっくり飲むようにする、休肝日を作る、などできることから始めましょう。宴席などでやむを得ずお酒を飲むときは、お酒と同じ量の水やお茶を飲むのもよいでしょう。自分が飲んだ量がわからなくなる、びんビールや徳利に入った日本酒などは避け、焼酎のお湯割りやグラスワインのような、1人分ずつ出されるものを選ぶのも、飲みすぎないためのコツです。

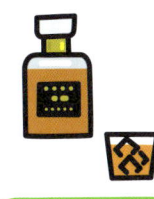

※純アルコール量(g)＝酒の量(ml)×度数または%÷100×0.8

## 10 問題点を克服しよう③ 塩分量を控えよう

### 塩分のとりすぎで合併症が悪化する

**塩分をとりすぎる**
- 体に水分をため込むため血液量が増加

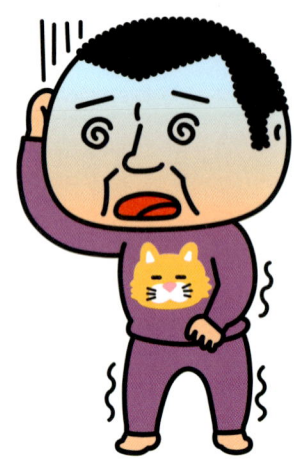

**高血圧になる**（血圧の上昇）
- 動脈硬化が起こる

**糖尿病合併症が悪化**
- 狭心症・心筋梗塞、脳卒中
- 腎臓の働きの低下

### 塩分のとりすぎが合併症のリスクを高める

糖尿病の食事療法で盲点になりやすいのが、塩分です。お菓子やアルコールに意識が向いても、塩分と糖尿病に関係があるとは気づかないのです。

塩分に注意が必要なのは、合併症を悪化させる可能性があるためです。塩分のとりすぎは高血圧を招き、結果、血管に負担がかかって合併症の、特に糖尿病性腎症のリスクを高めます。

糖尿病の人は、塩分量を1日8.5g未満、できれば6g未満にしましょう。特に加工食品には、思いがけず多くの塩分を含むものもあります。P102を参考に、購入前に塩分量を確認するようにしましょう。

26

# 外食や中食の塩分量を把握しよう

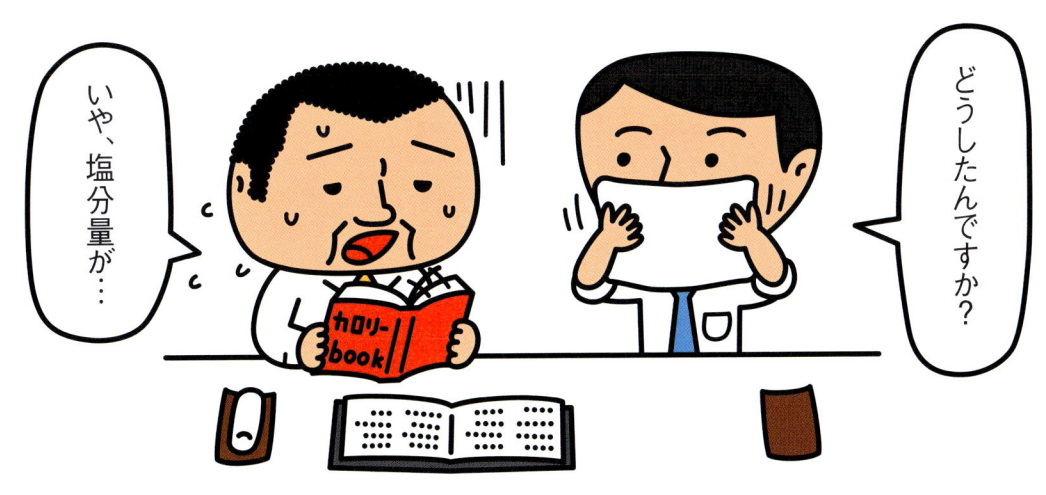

**第1章 どんな食事をとったらいいの？ 問題点を克服しよう**

| 食品名 | 塩分量 |
| --- | --- |
| サバのみそ煮定食 | 6.7g |
| レバにらいため定食 | 3.4g |
| ステーキ定食 | 4.9g |
| チキンカレー | 3.4g |
| 江戸前ちらし | 3.6g |
| ラーメン | 6.0g |
| 月見うどん | 5.6g |

| 食品名 | 塩分量 |
| --- | --- |
| 天ぷらそば | 4.9g |
| スパゲティカルボナーラ | 2.9g |
| ソース焼きそば | 2.5g |
| ポテトサラダ | 0.6g |
| 豚汁 | 2.2g |
| カップめん（ラーメン/80g） | 5.3g |
| カップめん（うどん/80g） | 5.1g |

| 食品名 | 塩分量 |
| --- | --- |
| 紅ざけ弁当 | 3.3g |
| ハンバーガー | 1.5g |
| サンドイッチ（野菜） | 1.3g |
| メロンパン | 0.4g |
| ポテトチップス(85g) | 0.85g |
| 缶コーヒー(190g) | 0.2g |
| 甘酒(100g) | 0.2g |

※すべて1食あたり。カップめんは汁をすべて摂取した場合
※出典『毎日の食事のカロリーガイド改訂版』
『塩分早わかり第3版』（女子栄養大学出版部）

## 塩分が多いと過食の危険も 薄味には「慣れ」が肝心

また、塩分の多い料理だと、ついごはんを多く食べがち。食べすぎを招きやすい点にも、注意が必要です。

薄い味か濃い味かは、習慣も大きいものです。糖尿病の教育入院をされた患者さんのなかには、「最初は薄味でつらかったが、2〜3週間で慣れてふつうに食べられるようになった」という方もいます。ですから最初はもの足りなく感じても、最低3カ月は続けてみてください。慣れたら元に戻さずさらに継続していくことが大切です。

### ワンポイントアドバイス
**塩分を減らすための調理のコツ**

塩分を減らすには、①だしをしっかりとること。だしのうま味があると、塩分控えめでももの足りなさを感じません。②酸味・辛味・香りを使って、味が薄い印象にならないようにすること。③減塩調味料をうまく使うこと。④下味をきちんとつけること。あとは、無理せず徐々に慣らしていくとよいでしょう。

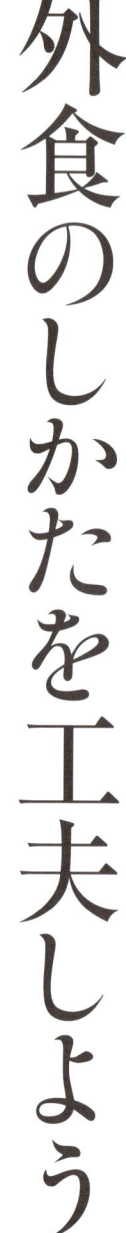

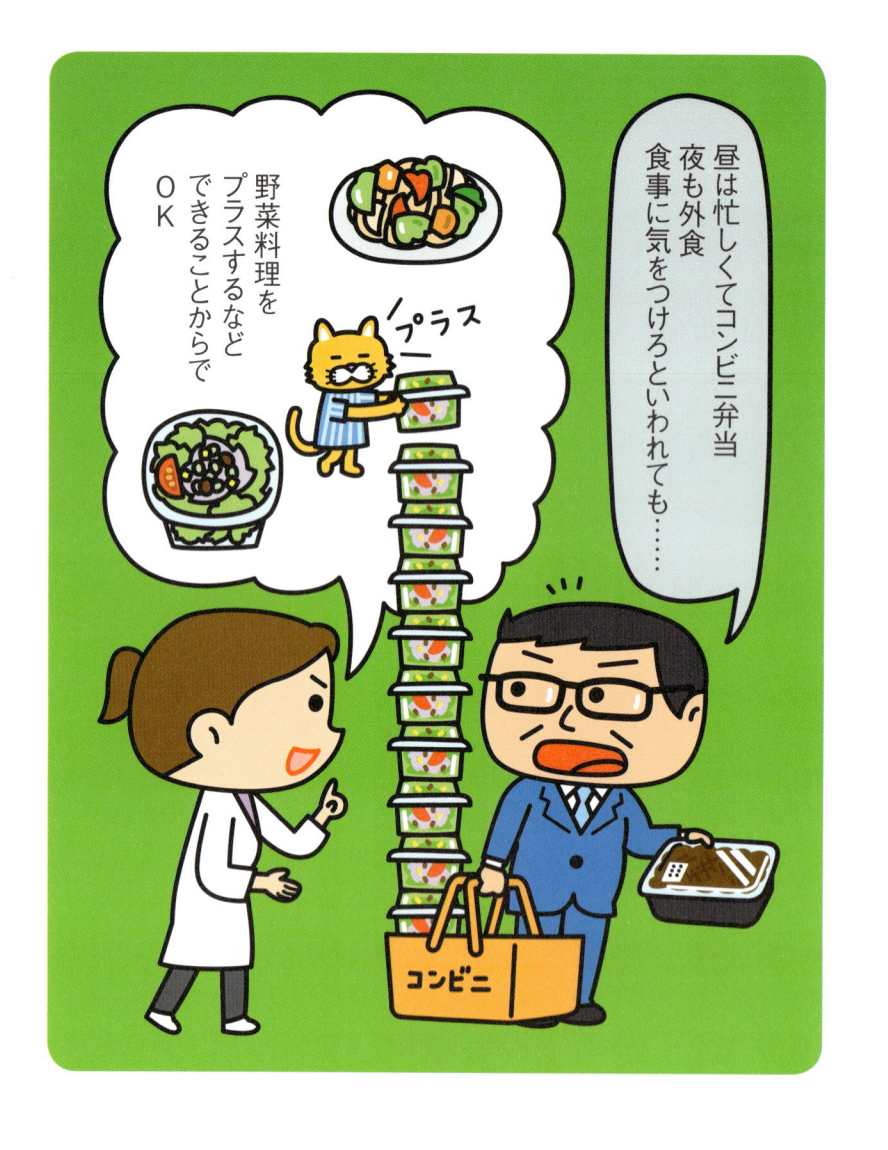

問題点を克服しよう ❹

## 11 外食のしかたを工夫しよう

**エネルギー量を把握してメニューを選ぶ**

食事療法を始めたといっても、外食や中食がほとんど、という人も多いのではないでしょうか。

そういった場合は、日ごろ食べている外食料理のエネルギー量を把握し、選び方を見直す必要があります。

たとえば、すしやざるそば、ラーメンがおよそ350～500キロカロリー、パスタやカレーライス、チャーハンで700～800キロカロリー、天丼や豚カツ定食なら1000キロカロリーにもなります。

最近では、レストランのメニューや商品パッケージに、エネルギー量を表示している場合もあります。それらの

昼は忙しくてコンビニ弁当
夜も外食
食事に気をつけろといわれても……

野菜料理をプラスするなどできることからでOK

プラス

コンビニ

28

第1章 どんな食事をとったらいいの？ 問題点を克服しよう

## 外食の選び方、4つのポイント

### 1 定食はバランスをCheck!
主食・主菜・副菜がそろった和定食は、栄養のバランスもよくおすすめ。ただし、ごはんとめんなど、炭水化物が重なるものは避けて。

### 2 めん類はスープを残す
めん類は野菜の具が多いものを選び、汁を残すようにしましょう。ラーメンなどは、スープにたっぷりと脂質が含まれています。

### 3 揚げ物は衣をとる
外食での揚げ物は、1日1回。それも1品までにしましょう。食べる際は衣を外すことで、カロリーダウンできます。

### 4 コース料理は選んで残す
野菜料理はしっかりと食べ、エネルギーが高い後半のメニューやデザート、パンやごはんを少し残し、エネルギー量の調節を。

## コンビニ食の組み合わせ例

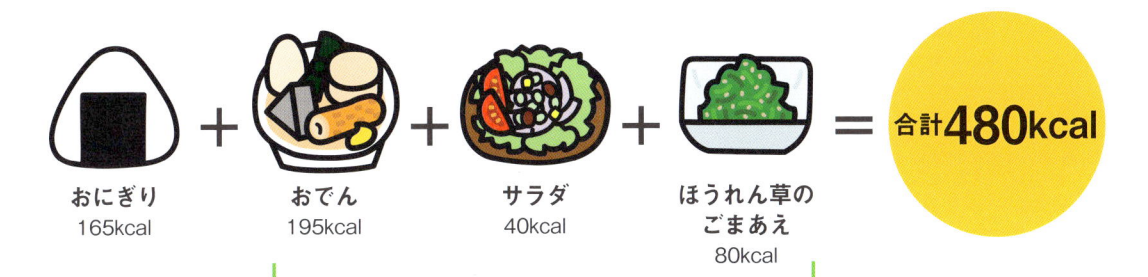

おにぎり 165kcal ＋ おでん 195kcal ＋ サラダ 40kcal ＋ ほうれん草のごまあえ 80kcal ＝ **合計480kcal**

油が控えめな野菜中心の料理を多く組み合わせる！

※おでんは何の具材を選ぶかでエネルギー量が大きく異なります。肉類や練り物は控えめにしましょう

## 何を食べ何を残すかでエネルギー量を調節

表記を参考に選ぶのもよいでしょう。

一般的に、昼食として食べる外食料理は単品料理のことが多く、炭水化物や脂質が多くなりがちです。

まずは主食の量を自分の適量（P17）に抑え、油脂の量を調節しましょう。揚げ物の場合は衣を残す、カレーならルウを少し残す、ラーメンならスープを残す、など。また、不足しがちな野菜料理を加えると、栄養バランスもよくなり満足感も得やすくなります。

外食でのおすすめは、主食・主菜・副菜がそろった和定食。夕食が会席料理やコース料理の場合は、前菜や野菜料理はしっかりと食べ、ソースやデザート、後半に出される料理は少し残すなど、量を調節しましょう。コンビニなどを利用する場合は、単品の惣菜で野菜料理を多く組み合わせます。サラダやお浸しを、炭水化物やたんぱく質のおかずと組み合わせましょう。

# もっと知りたい人のための 糖尿病 Q&A

## 病気について

**Q** 「境界型糖尿病」と言われたのですが、これはどんな糖尿病ですか？ そもそも糖尿病にはどんな種類があるのですか？

**A** 糖尿病は大きく分けて4種類。糖尿病と聞いてまず思い浮かぶ、食べすぎや運動不足などが主な原因となって発症する糖尿病は「2型糖尿病」とよばれ、糖尿病患者の95％以上を占め、患者数も増え続けています。治療は食事療法や運動療法によって、血糖値をコントロールするのが基本。症状によっては、薬物療法やインスリン注射も使います。

ふたつ目は「1型糖尿病」。これは子どものときに発症することが多く、インスリンを分泌する細胞が壊れ、分泌量が極端に不足することで発症するもの。インスリン注射での治療が中心になります。

3つ目は「妊娠糖尿病」。妊娠によるホルモンバランスの変化などによって発症します。たいてい一時的なもので、出産後に治るケースがほとんどですが、将来2型糖尿病になりやすいことが知られています。

4つ目は、膵臓や肝臓の病気、感染症、遺伝子異常などによって引き起こされる糖尿病。これらは「特定の病気によって引き起こされる糖尿病」に分類されます。

これら4つにあてはまらない、「境界型糖尿病」や「糖尿病予備軍」とは、まだ糖尿病ではないけれど正常でもない状態のこと。正常な人より血糖値を下げる機能が低下しているため、放置すると糖尿病や動脈硬化のリスクが高まります。質問者さんの場合は、「境界型糖尿病」とのことなので、まだ糖尿病ではありませんが注意が必要です。生活習慣を見直し、糖尿病にならないようにしましょう。

**Q** 健康診断で「糖尿病の疑いがある」と言われましたが、たまたま調子が悪かっただけに思えます。どんな検査をすれば正しい血糖値がわかりますか？

**A** 血糖値の検査方法は複数あり、どれかひとつが絶対というものはありません。目的に合わせて検査を行い、複数の検査結果を組み合わせて、診断を下します。

健康診断で多いのは、HbA1c（P8）や「空腹時血糖検査」。空腹時血糖検査は、血糖値がもっとも低くなるときの血糖値を測定するもので、10時間以上絶食してから測ります。これらの数値が高いと、慢性的な高血糖が疑われます。

また「食後2時間血糖値」は、食事を始めてから2時間の血糖値を測ったもの。「経口ブドウ糖負荷試験」は10時間以上絶食したあとブドウ糖を溶かした水を飲み、2時間後の血糖値を測るもの。どちらも2時間後に血糖値を測るのは、正常な人の場合、食後2時間程度で血糖値が低下し始めるからです。2時間後の血糖値が高いと、インスリンの働きや分泌量

30

**Q** 糖尿病で低血糖になることがあると聞いたのですが、どうしてですか? 高血糖だから糖尿病なのではないのですか?

**A** 高血糖が続くのが糖尿病、という理解は間違っていません。ただし、糖尿病でも低血糖になる場合があるのも本当です。

たとえば食事の量が少ないのにいつもと同じ量のインスリン注射をしたり、ある種の薬剤を服用すると血糖値が下がりすぎます。ホルモンの機能が低下していることがあります。それに加えて、食事の間隔を空けすぎたり、お酒を飲んだり、体を激しく動かしたりしても、低血糖になることがあります。

低血糖になると、強い空腹感や生あくび、手のふるえ、冷汗などが起こります。けいれんや異常行動、昏睡状態に陥ることもあり、とても危険です。ブドウ糖を投与し安静にしていることで、たいてい回復します。

このほか、食事の時間と関係なく血糖値を測定する「随時血糖値」などもあります。「糖尿病の疑いがある」という検査結果が出たのであれば医師に相談し、適切な検査を受けましょう。たとえ今は「隠れ糖尿病」でも、その状態が続くと糖尿病に進行するリスクがありますし、メタボでは糖尿病が発症しなくても、心臓・血管疾患のリスクが高まるからです。

**Q** 糖尿病だと認知症やがんになりやすいと聞きました。本当でしょうか?

**A** 本当です。特に高齢の糖尿病患者は、糖尿病でない人の2〜4倍、アルツハイマー病にかかりやすいというデータがあります。脳にできるアルツハイマー病特有の斑点が、高血糖を合併していることできやすいことが原因ではないかといわれています。

また糖尿病でない人に比べて、大腸がんは1・4倍、膵臓がんは1・9倍、肝臓がんは2倍なりやすい、というデータがあります。原因としては、高血糖で細胞のDNAが傷つくから、肥満の影響でインスリンが過剰に分泌されるから、などが考えられています。

糖尿病の食事療法や運動療法がんの予防にもつながると考えられています。積極的に取り組みましょう。

このほか歯周病やうつ病にもかかりやすいといわれています。

に支障があることが疑われます。また、空腹時血糖値は正常なのに、食後血糖値を測ると糖尿病に該当する人(隠れ糖尿病)もいます。糖尿病予備軍や初期の糖尿病の人は、食後しばらくは高血糖でも、ある程度時間がたつと正常値に戻るケースも多いためです。これらを発見するためにも、食後2時間血糖値や経口ブドウ糖負荷試験は行われます。

加えて糖尿病予備軍の予備軍ともいえるのが、メタボ(メタボリックシンドローム)。メタボとは、内臓脂肪型肥満(腹囲が男性85cm以上、女性90cm以上)があり、血圧・血糖・脂質のうち2つ以上に異常がある状態のこと。内臓脂肪はインスリンの働きを低下させるので、糖尿病のリスクを高めます。

## もっと知りたい人のための 糖尿病 Q&A

### 糖質制限食について

**Q** 「糖質制限食」が糖尿病やダイエットにいいと聞いたのですが、どんな食事ですか?

**A** 糖尿病の食事療法で、現在よく行われている摂取カロリーを制限する「エネルギー制限食」に対し、糖質の摂取量を制限することで食後高血糖を防ぐことに着目した方法です。

糖質とは、厳密には炭水化物から食物繊維を除いた成分のことですが、炭水化物の量を糖質量の目安として用いることがほとんどです。ごはんやめん、パンなどの穀類やいも類、豆類、くだもの、砂糖などに多く含まれています。

一般的によく行われている糖質制限食は、①炭水化物のうち糖質のみを減らす(食物繊維は減らさない)、②脂質やたんぱく質は制限しない(すると自然に食欲が抑えられるので、食べすぎ防止になる)の2点を軸に行われています。

エネルギー制限と比べて手間がかからず簡単で、人によっては無理なく続けられる場合があります。しかし、糖質を極端に控えることが、長期的に糖尿病によいのかどうかはわかっていません。

ただし、血糖値だけでなくほかの面への影響も考える必要があります。糖尿病で怖いのは合併症ですが、糖質にばかり気をとられ、たんぱく質や脂質をとりすぎると、腎臓に負担がかかったり、動脈硬化のリスクが高まったりします。

そういうとよく「それでは糖質と脂質、どちらを優先して制限すればいいの?」と尋ねられるのですが、「どちらも大切、適度にとりましょう」としか答えようがありません。もちろん、ビタミンや食物繊維など、栄養バランスへの配慮も必要です。

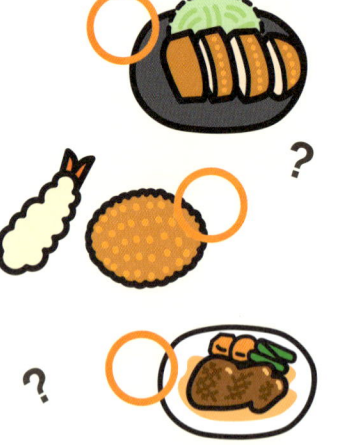

**Q** 糖質さえ制限すれば、肉も魚も好きなだけ食べていいそうですが本当ですか?

**A** ビーフステーキや脂ののったトロなど、エネルギー制限を実践しているど食べられないようなものも、食べられます。それでも食後血糖値が上がりやすい糖質を制限しているので、血糖値は安定します。

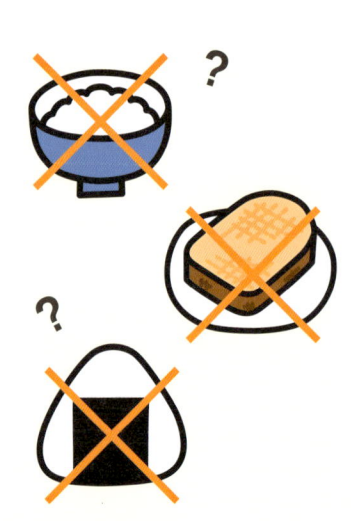

**Q 糖質制限食は、どんな人にも効果があるものなのでしょうか？**

**A** もともと糖質をとりすぎている人が、糖質を減らして適切な摂取量にすることは大切です。日本糖尿病学会が推奨する食事療法では、1日に摂取する糖質の量（割合）を総摂取エネルギー量の50〜60％としています。日本人が1日に摂取する糖質量の平均は60％前後。摂取量が70〜80％を占める人も多く、糖尿病患者や食後血糖値を下げたい人にとっては多すぎる量です。

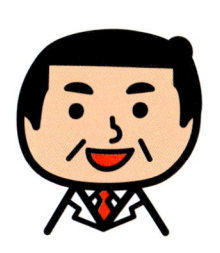

よくごはんをおかわりする、外食でめん類と丼もののセットを注文する、お菓子やジュースが好き、といった食生活の人は、糖質をとりすぎている可能性があります。こういった人がごはんのおかわりをやめたり、甘い物を控えるなどして糖質の量を減らせば、血糖値の上昇が抑えられ、減量効果も期待できます。この本で、まずごはん（主食）の量に注目し、自分に合った適正量をとるようにすすめているのは、そういう理由からです。

ただし、糖質を50％以下にしようとする糖質制限を行う場合には、かならず医師と相談のうえ行ってください。低血糖を起こす危険もあるので、かならず医師と相談のうえ行ってください。

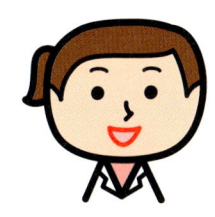

1杯（150g）程度で、だいたい糖質60gです。

また、極端な糖質制限にはリスクもあります。というのも、どのくらいの量なら安全かつ効果的なのか、まだはっきりしたことはわかっていないからです。特に極端な糖質制限を長期間実践しても体に悪影響がないかどうかは、データも研究もまだ不十分な段階です。

ただ、糖質制限食が食事療法として認められているアメリカでは、最低でも1日130g以上の摂取を推奨しています。しかし、日本人の食生活等を考えると、糖質を1日130gまで制限すると、多くの人は継続できないと思います。ゆるやかな糖質制限食でも、通常の食事よりインスリンの分泌量が減るため、効果は期待できます。個人に合った摂取量を見つけることが大切ですね。

**Q 糖質をどんどん減らせばいいんですよね。毎食、主食抜き、いも類もなし、といった食事にすればかなり効果が出ますか？**

**A** 糖質制限食はまだ歴史が浅く、いろいろな方法が提唱されています。糖質摂取量を1日20g以下にする厳格なものから、1食40〜50gとするゆるやかなものもあります。糖質を制限すればするほど効果は出やすくなりますが、糖質はおかずにも含まれるので、1日20g以下にしようとすると、ごはんやパンはまったく食べられません。ごはん軽く

# もっと知りたい人のための 糖尿病 Q&A

## 日常生活について

**Q** 辛党の父は「おれは糖尿病にはならないよ」と自信満々なのですが、大丈夫でしょうか？

**A** 糖尿病という名前から、糖＝甘い物が好きな人がなる病気と誤解されがち。確かに甘い物のとりすぎは体によくありませんが、炭水化物や脂肪を多く含む食品、お酒のとりすぎなども、糖尿病の原因になります。また食べ物だけでなく、運動不足やストレスも、糖尿病の原因になります。当然、辛党の人もエネルギーをとりすぎたり運動不足だったりしたら、糖尿病になる可能性がありますよ。

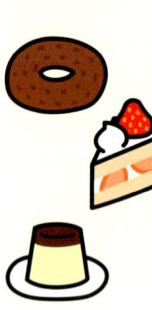

**Q** 糖尿病なのに、熱中症の予防になるからとスポーツドリンクばかり飲んでいるのですが……。

**A** 糖尿病などの慢性的な病気をもつ人は、健康な人に比べて熱中症になりやすいのは事実です。ですからテレビや雑誌で「熱中症に注意しましょう」「スポーツドリンクがいいですよ」という情報に接すると、ついスポーツドリンクに手が伸びてしまうのも、わかります。

でもちょっと待って、それは血糖値に問題のない、一般の人に向けての情報なのです。スポーツドリンクは高カロリーなものが多く、糖尿病患者の水分補給にはおすすめできません。摂取する場合は、栄養成分表示を確認して低カロリーなものを選びましょう。

おすすめは、麦茶や水。アルコール飲料やカフェインの入った飲料は利尿作用があるので、避けましょう。また、献立に水分が多い料理、みそ汁や野菜のお浸しなどを加え、食事から水分をとるのもひとつの方法です。

**Q** カロリーゼロって、本当にゼロカロリーなんでしょうか？

**A** 「カロリーゼロ」と表示された食品が、ゼロカロリーとは限りません。100mℓあたりの糖分が0.5g未満であれば「無糖」「ノンシュガー」「糖質ゼロ」などと書いてよいとされているからです（P102）。同じように、「微糖」「糖分控えめ」は、100mℓあたりの糖分が2.5g未満で表示可能です。

ただし、缶コーヒーの場合は、標準的な糖分濃度が100mℓあたり7.5gとされているので、それより2.5g少ない5g以下で「微糖」と表示しているものもあります。ラベルの表示で安心せず、栄養成分表示をきちんと確認する習慣を身につけたいですね。

**Q** 食べすぎたと思うと、気分が落ち込んでつらいです。

**A** 糖尿病の食事療法を続けるコツは、あまり思いつめないことです。

34

# 運動について

食べすぎてしまったのなら、その分、運動をしたり、次の食事を控えめにしたりして、調節すればよいのです。1回食べ過ぎたからといって、糖尿病が劇的に悪化するわけではありません。それよりもストレスをためてしまったり、挫折してしまうことのほうが問題です。

どうしてもつらいときや食事療法がうまくいかないときは、栄養相談を利用するのもよいでしょう。自分の気持ちを話したり、アドバイスをもらうことで、継続のヒントがつかめるかもしれません。

## Q エネルギー制限をしているのに、どうして運動療法もしないといけないのでしょうか？

**A** 運動をすると筋肉の動きが刺激となって、インスリンの効きが多少悪くても、血液中の糖がどんどん消費されて、血糖値が低下します。さらに、低下しているインスリンの働きも高まります。つまり運動には、血糖値を下げるだけでなく、血糖値が下がりやすい体をつくる効果もあるのです。

この効果は、およそ48時間継続するといわれています。毎日運動するのがつらい人は、1日おきや週3日でもよいでしょう。また1回の運動時間が短いと効果の持続時間も短くなります。1日20分程度の運動を毎日続けることが推奨されます。さらに運動には、肥満解消や老化予防、健康促進など糖尿病の治療以外の効果も。ぜひ取り組んでみましょう。

ただし、低血糖を起こしやすい人は、食前や早朝、深夜など、食後長時間が経過したあとの運動は、控えたほうがよい場合があります。

帯よりも、運動をすること・続けることが大切です。

## Q 運動をするなら、食後すぐのほうがよいのでしょうか？

**A** 食後の高血糖は、合併症のリスクを高めます。血糖値は食後1時間から1時間半くらいでピークに達するので、このタイミングに合わせ、食後1時間くらいに運動を開始すると高くなる血糖を抑えられます。ただし、あまり時間帯にこだわる必要はありません。時間少なくても、血液中の糖がどんどん消費

## Q やっぱりハードな運動をしたほうが、効果的ですよね。

**A** アスリートがするようなトレーニングをする必要はありません。強すぎる運動はむしろ、血糖値の急上昇を招いたり、高血圧や腎症などの合併症を悪化させる危険があります。

まずは、なんでもよいので今より体を動かしてみましょう。掃除機をかける回数を増やす、遠くの駐車場にとめる、ガーデニングを始める、犬を飼って散歩に行くなど。運動習慣のない人が、急に運動を始めるのはハードルが高いもの。日常生活の活動量を、無理のない範囲で増やすことから始めましょう。大切なのは、体を動かす習慣をつけることです。

35

特徴を整理！

# 「食事療法」のキーワード

## 糖尿病食事療法のための 食品交換表

■ どんな食事法？

糖尿病患者を対象として、インスリンの投与や薬物療法を受けている人でも併用できる食事法。食品をおもな栄養素によって6グループに分け、各食品のエネルギー量を80キロカロリーを1単位とし各食品1単位あたりの重量（g）が示されている表（食品交換表）をもとに食品を選ぶ。

■ 具体的な方法は？

医師から示された、1日に摂取するエネルギー量（指示エネルギー量）を80キロカロリー（1単位）で計算し、1日に摂取する点数を割り出す。たとえば1600キロカロリーなら20単位。食品交換表には1日の指示エネルギー量ごとに、各グループの食品を何点とったらよいか例が示されているので、それに合わせて20単位分の食品を選ぶ。同じグループ内なら食品を交換できるが、異なるグループの食品とは交換できない。

■ ひとくちメモ

献立を考えるのが煩雑になる、加工食品を組み込みにくいなどの難点がある。料理を作らない人には向かない。

## カーボカウント

■ どんな食事療法？

糖尿病患者を対象とし、インスリンの使用とも併用できる食事法。食事に含まれる炭水化物の量を調節することで、血糖値を管理する。食品に含まれる炭水化物の多くがブドウ糖に分解され、食後の血糖値に大きく影響する栄養素であることに着目した方法。

■ 具体的な方法は？

炭水化物10gを1カーボと換算し、それを数えて炭水化物の摂取量を調節する。1日の指示エネルギー量が1600キロカロリーの場合、60％を炭水化物からとるとすると、炭水化物の量は240g＝24カーボ。これを朝・昼・晩の食事に配分する。

■ ひとくちメモ

炭水化物にだけ注意すればよいので、比較的簡単で食の楽しみが失われにくい。日本では近年になって普及し、おもに1型糖尿病患者を対象に活用されている。

## 低GI食

■ どんな食事法？

食後血糖値の上がりやすさを示すGI*にもとづく食事法。GIの低い食品を選び、食後血糖値の急上昇を抑える。食物繊維の多い野菜類や未精白の穀類など吸収速度の遅い食べ物、酢や油脂など胃での滞留時間を延長する食品が推奨される。

■ 具体的な方法は？

食品のGIを考慮して、選び方や組み合わせ方、食べる順番などを工夫する。たとえばトーストよりフレンチトーストのほうが低GIといったように、調理によって低GI化することもできる。ただし、低GIの食品ばかりとればよいわけでなく、栄養バランスにも配慮が必要。

■ ひとくちメモ

GIは、日本ではごはんを基準に算出することが多い。GIは、発表した機関や調理方法によって異なる。

## 地中海食

■ どんな食事法？

南イタリアやスペイン、ギリシャなどを中心とする地中海地方の伝統的な食文化にもとづく食事法。

■ 具体的な方法は？

その土地でとれた季節の野菜やくだもの、ナッツ、豆類、穀類など植物性食品を豊富にとる。油脂はオリーブオイルをふんだんに使う。牛・豚肉をあまり食べない、魚介類の摂取が多いなど、伝統的な日本食との共通点も見られる。乳製品の摂取は適量か控えめで、食事とともに適量のアルコール（ワイン）を楽しむ。塩分摂取量は1日5g程度で、炭水化物からとるエネルギーの割合は比較的高い。

■ ひとくちメモ

統計によって、糖尿病や心疾患の発生リスクを抑えることがわかっている。認知症予防に効果があるとする研究もある。

## マクロビオティック

■ どんな食事法？

「陰陽五行」の考え方にもとづいて食材や調理法を選び、バランスをとることで、体質改善や健康増進をはかる食事法。食材をまるごと利用する「一物全体」、住む場所でとれたものを食べる「身土不二」などを原則とする。

■ 具体的な方法は？

主食は玄米、雑穀、全粒小麦粉などを、副菜はおもに野菜を使い、たんぱく質は大豆製品などで補う。肉や卵、乳製品、精白糖は避けるのが基本。葉野菜は陰性で体を冷やす、根菜類は陽性で体を温めるといった陰陽論に沿って、体質や体調に適した食事をとる。

■ ひとくちメモ

日本に古くから伝わる養生論をベースに、明治時代の軍医・石塚左玄が説いた食養論の影響を受けて成立した。

37　※ GI = Glycemic Index（血糖上昇指数。グライセミック・インデックス）

> 知っておくと便利な

# 長続きさせるためのコツ

## なじめない場合は無理せず簡単なことから始める

どうしても食事療法になじめない場合は、簡単なことから始めましょう。たとえばゆっくりよくかんで食べること。食材を大きく切る、固い食材を入れる、食べるのに手間がかかる食材を選ぶといった調理の工夫もひと役買ってくれます。また大皿から取り分けるのではなく、銘々盛りにするのも簡単にできる工夫のひとつ。自分の食べる量が把握できるうえ、食べすぎ防止につながります。

## できるだけ具体的で肯定的な目標を設定する

目標を設定するときは、「1日1600kcalを守る」といった大きな目標ではなく、「ごはんの量を150gにする」といった、すぐできる具体的な内容にします。また、食べてはいけない、禁止など、否定的な目標はストレスが高くなり、継続が難しくなります。「お酒は2杯以上飲まない」ではなく、「2杯まで飲んでよい」といった肯定的で、回数や量が明確な目標にする必要があります。

## 単品料理は主食＋主菜＋副菜の組み合わせに代える

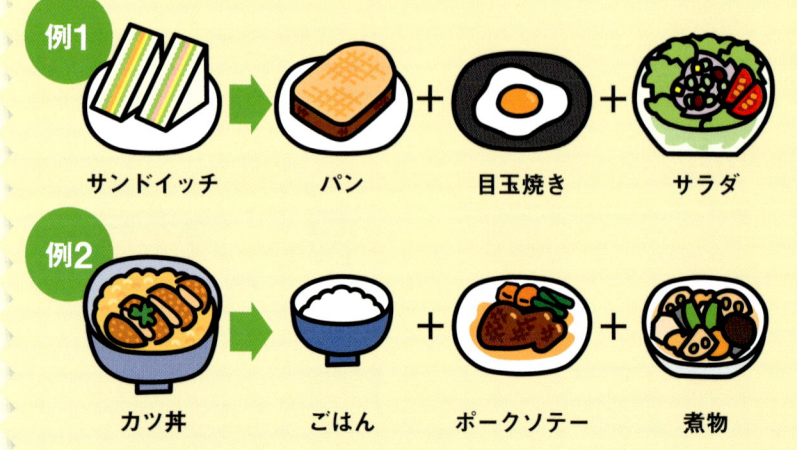

例1
サンドイッチ → パン ＋ 目玉焼き ＋ サラダ

例2
カツ丼 → ごはん ＋ ポークソテー ＋ 煮物

外食や中食のエネルギー量をチェックするのが負担なら、まずは単品料理を避け、料理を組み合わせた献立を選ぶことからスタート。同じ程度のカロリーでも、食事の満足度をぐっと高めることができます。

第 2 章

## まずはここから
# 基本の献立

エネルギー量や塩分量を抑えた、
栄養バランスのよい献立を紹介しています。
そのまま作るのはもちろん、日々の献立作りの参考に、
自分の食生活と比べて弱点を見つけてもよいでしょう。

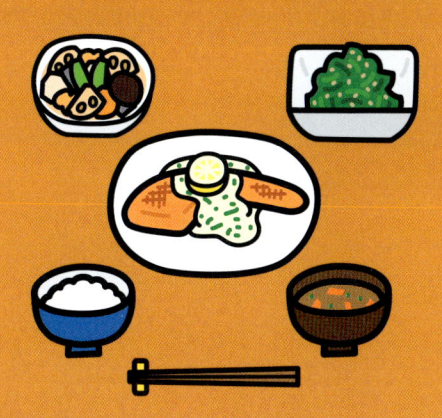

# 血糖値が上がりにくい献立を考えよう

## 避けたい献立

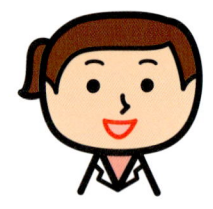

高エネルギーな献立は栄養バランスも悪くなります

### 高エネルギー
素材自体は低エネルギーでも、油脂や砂糖を使って調理すれば、エネルギー量は増えます。献立全体のエネルギー量に配慮して、素材や調理法を考えましょう。

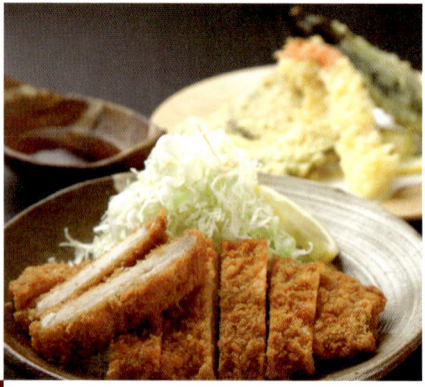

### 揚げ物が2品
定食や宴席で出されるコース料理では、揚げ物が2品以上含まれていることも。明らかにエネルギー量オーバーなので、その際は衣を外すなど工夫を。

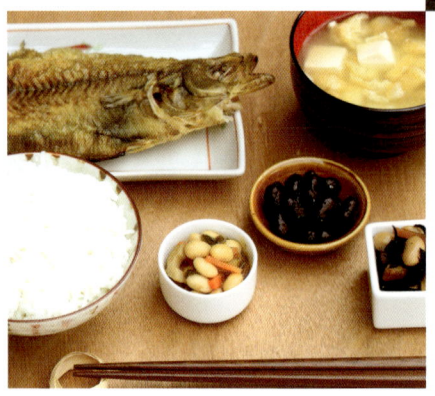

### バランスが悪い
魚と豆が中心の低エネルギーな献立ですが、たんぱく質のおかずが多く野菜が足りていません。エネルギー量だけでなく、栄養バランスにも気を配りましょう。

## おすすめの献立

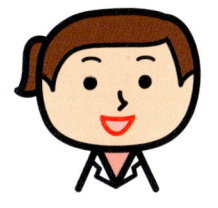

素材・調理法・全体のバランス、三拍子そろった献立です

### 野菜中心の副菜
野菜は副菜で2品、または100g以上を目安に、たっぷりとるように心がけて。多種類の野菜がとれる、野菜中心の副菜がおすすめです。

### 主菜＋野菜や海藻
魚や肉の主菜には、野菜や海藻、きのこを使ったつけ合わせをたっぷり添えましょう。血糖値を上げやすい食品と上昇を防ぐ食品が一緒にとれます。

### 野菜中心の汁物
献立に汁物を加える場合は、野菜をたっぷり入れましょう。食物繊維がしっかりとれるうえ、汁の量も減らせるので、塩分のとりすぎも予防できます。

### 適量のごはん
主食は150gを目安に、3食同量ずつとりましょう（P.16）。主食をとらずにおかずだけにする献立は、栄養バランスが崩れやすいので注意が必要です。

この献立は1日目の夕食（P.46）

第2章 まずはここから 基本の献立　血糖値が上がりにくい献立を考えよう

## 1日目の朝食

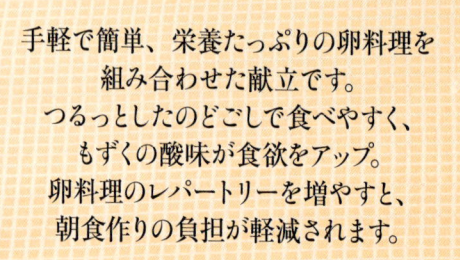

手軽で簡単、栄養たっぷりの卵料理を組み合わせた献立です。つるっとしたのどごしで食べやすく、もずくの酸味が食欲をアップ。卵料理のレパートリーを増やすと、朝食作りの負担が軽減されます。

| | |
|---|---|
| 1人分 | 507 kcal |
| 塩分量 | 3.3 g |
| 炭水化物 | 76.8 g |

フルーツヨーグルト

わかめとおかかのあえ物

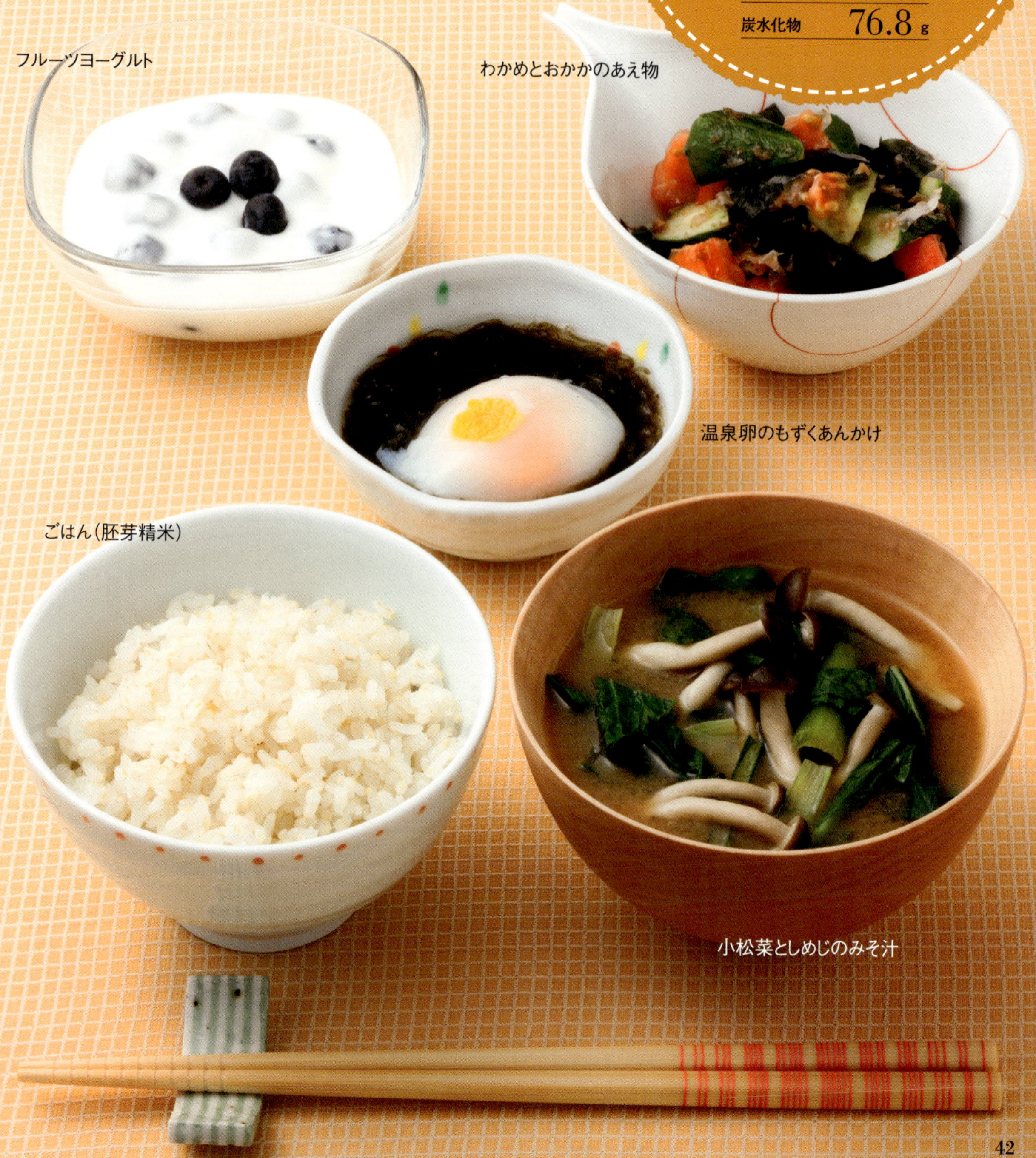

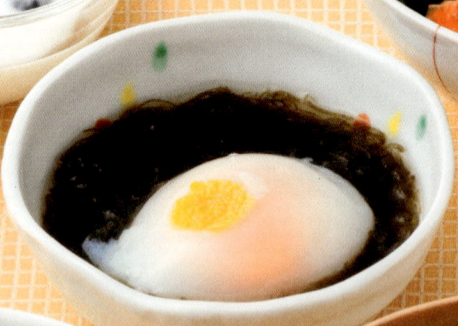

温泉卵のもずくあんかけ

ごはん（胚芽精米）

小松菜としめじのみそ汁

## フルーツヨーグルト

- 1人分：87kcal
- 塩分量：0.1g　炭水化物：11.4g

**材料(1人分)**

| | |
|---|---|
| プレーンヨーグルト | 100g |
| ブルーベリー（生） | 50g |

＊生のブルーベリーがないときは、冷凍のものを使用。

**作り方**

プレーンヨーグルトとブルーベリーを混ぜ合わせ、器に盛りつける。

### ワンポイントアドバイス

- プレーンヨーグルトに砂糖を加えず、くだものの自然な甘さを味わいましょう。

## わかめとおかかのあえ物

- 1人分：44kcal
- 塩分量：1g　炭水化物：3.9g

**材料(1人分)**

| | |
|---|---|
| 塩蔵わかめ（もどす） | 15g |
| A[ 削りガツオ | 小1袋(2.5g) |
| 　 ポン酢しょうゆ | 大さじ½(9g) |
| きゅうり | ⅓本(30g) |
| トマト | ⅕個(30g) |
| ごま油 | 小さじ½(2g) |

**作り方**

1. わかめは一口大に切る。きゅうりは小さめの乱切りに、トマトは小さめの角切りにする。
2. ボウルに1とAを入れてあえる。
3. 器に盛り、ごま油を垂らす。

## 温泉卵のもずくあんかけ

- 1人分：87kcal
- 塩分量：0.7g　炭水化物：2.7g

**材料(1人分)**

| | |
|---|---|
| 卵 | 1個(50g) |
| もずく | 50g |
| A[ だし | 大さじ½(7.5g) |
| 　 しょうゆ | 小さじ½(3g) |
| 　 酢 | 小さじ½(2.5g) |
| 　 砂糖 | 小さじ½(1.5g) |
| ゆずの皮 | 少量 |

＊ゆずは木の芽やしょうが、青じそなどにかえてもよい。

**作り方**

1. もずくは水でよく洗い、水けをきってから食べやすい長さに切り、Aを加えてあえる。
2. 厚手のなべに75〜80℃の湯をたっぷり入れ、卵を殻のまま沈めてふたをする。温度を保てるよう暖かい場所に置くか、湯煎にかけて20〜30分おく。器に割り落とす。
3. 器に1と2を入れ、せん切りにしたゆずの皮を散らす。

### もっと手軽に

▶もずくは市販の味つけもずくを使ってもよいでしょう。

▶温泉卵は市販のものでかまいません。

## ごはん（胚芽精米）150g

- 1人分：251kcal
- 塩分量：0g　炭水化物：54.6g

## 小松菜としめじのみそ汁

- 1人分：38kcal
- 塩分量：1.4g　炭水化物：4.2g

**材料(1人分)**

| | |
|---|---|
| 小松菜 | 小1株(30g) |
| しめじ類 | ⅕パック(20g) |
| みそ | 小さじ2弱(10g) |
| だし | ¾カップ(150g) |

**作り方**

1. 小松菜は4cm長さに切り、しめじは石づきを除いて小房にほぐす。
2. なべにだしと1を入れて火にかけ、しんなりしたら火を止めてみそを溶き入れる。

### もっと手軽に

▶小松菜は冷凍の青菜を利用してもよいでしょう。

### ワンポイントアドバイス

- 卵は75〜80℃を保った湯の中にしばらくおくと、卵白も卵黄ものどごしのよい半熟状になります。保温にカップめんの容器を利用すると、手軽で便利です。

- 卵は常温にもどしたものを使うと失敗しません。

第2章　まずはここから　基本の献立　1日目の朝食

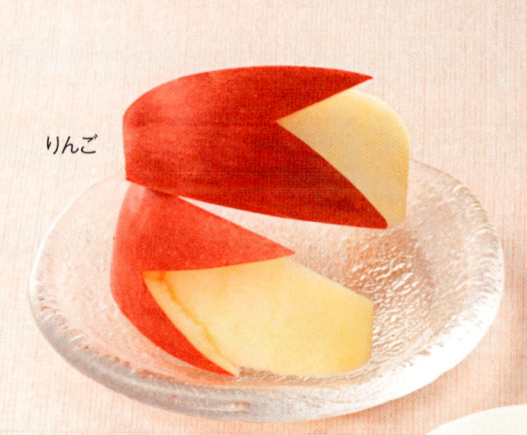

りんご

ごはん（胚芽精米）

サワー漬け

## 1日目の 昼食

| 1人分 | 605 kcal |
| --- | --- |
| 塩分量 | 2.6 g |
| 炭水化物 | 90.1 g |

牛肉のしゃぶしゃぶ

野菜たっぷりの肉料理をメインに
献立を組みました。
肉料理を食べるときは、
肉の2倍量の野菜を食べることが
栄養バランスをとるコツです。
肉は赤身の部位を選びましょう。

## りんご

- 1人分：38kcal
  塩分量：0g　炭水化物：10.3g

### 材料と作り方
りんご⅓個をうさぎりんごにする。

## ごはん（胚芽精米）150g

- 1人分：251kcal
  塩分量：0g　炭水化物：54.6g

### くだものをかえる
くだものはりんご以外に、季節のものをとり入れて旬を楽しみましょう。いちごなら5個（100g）、桃½個（120g）すいか1切れ（150g）、梨は½個（120g）、キウイフルーツ1個（90g）などにしてもバランスがとれます。

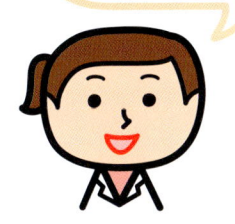

## サワー漬け

- 1人分：47kcal
  塩分量：1.1g　炭水化物：10.8g

### 材料（2回分）

A
- 酢……………大さじ5⅓(80g)
- 水……………1カップ(200g)
- 塩……………小さじ1(5g)
- 砂糖…………大さじ2(18g)
- こんぶ………………5cm
- しょうが(せん切り)…少量
- 赤とうがらし…………¼本

きゅうり……………1本(100g)
大根……………………60g
にんじん……小¼本(40g)
玉ねぎ………小¼個(40g)

### 作り方
1. Aを小なべに入れて沸騰させ、冷ましておく。
2. きゅうり・大根・にんじんは細めの拍子木切り、玉ねぎは薄切りにする。
3. 煮沸消毒した保存びんに2を入れ、1を注ぎ入れる。冷蔵庫で保存し、半日～2日目くらいが食べごろ。

### もっと手軽に
▶ 市販のマリネ液にこんぶ、しょうがのせん切り、赤とうがらしを加えて作ってもよいでしょう。

### ワンポイントアドバイス
- 時間のあるときにたくさん作り、常備しておくと便利です。

## 牛肉のしゃぶしゃぶ

- 1人分：269kcal
  塩分量：1.4g　炭水化物：14.4g

### 材料（1人分）
牛薄切りもも肉(脂身なし)…80g
しょうが……………½かけ(6g)
キャベツ……………2枚(100g)
もやし…………………………50g
ごまだれ
- すり白ごま……大さじ1(10g)
- しょうゆ………大さじ½(9g)
- みりん…………大さじ½(9g)
- だし……………大さじ½(7.5g)
- 酢………………大さじ½(7.5g)

みょうが……………½個(10g)
青じそ…………………………2枚

### 作り方
1. なべに湯を沸かし、薄切りにしたしょうがを入れる。牛肉を1枚ずつ広げ入れ、火を通して冷水につけ、すぐざるにあげる。
2. キャベツは芯をそぎ、5cm角に切り、もやしと一緒に耐熱容器に広げ、ラップをふんわりかける。電子レンジで約1～2分加熱し、しんなりしたら冷ましておく。
3. ごまだれの材料を混ぜ合わせておく。
4. 器に2と1を盛り、せん切りにしたみょうがと青じそをのせ、3をかける。

### もっと手軽に
▶ ごまだれは、市販のものを使ってもよいでしょう。できるだけノンオイルのものを選ぶとベター。

### ワンポイントアドバイス
- ごまだれの酢は、レモン汁を使うと風味が増します。

## 1日目の夕食

1人分 640 kcal
塩分量 5 g
炭水化物 87.3 g

魚をまるまる一尾使った献立です。
骨付きの魚は食べるのに手間がかかるので、
ゆっくりよくかんで食べる習慣を
つけるのに、ひと役買ってくれるはず。

かぼちゃの
そぼろいため煮

アジの梅煮

ごはん（胚芽精米）

ほうれん草と
にんじんのみそ汁

## ほうれん草とにんじんのみそ汁

- 1人分：43kcal
- 塩分量：1.4g　炭水化物：4.9g

### 材料(1人分)

| | |
|---|---|
| ほうれん草 | ¼束(50g) |
| にんじん | 10g |
| だし | ¾カップ(150g) |
| みそ | 小さじ2弱(10g) |

### 作り方

1. ほうれん草はよく洗い、ラップに包んで電子レンジで2分加熱する。冷水にとり、水けを絞って3cm長さに切る。にんじんは3cm長さの短冊に切る。
2. なべにだしとにんじんを入れて火にかけ、にんじんがやわらかくなったらほうれん草を加える。温まったら火を止めてみそを溶き入れる。

### もっと手軽に

▶ ほうれん草の代わりに、冷凍の青菜を使ってもよいでしょう。

---

## ごはん（胚芽精米）150g

- 1人分：251kcal
- 塩分量：0g　炭水化物：54.6g

---

## かぼちゃのそぼろいため煮

- 1人分：149kcal
- 塩分量：0.8g　炭水化物：16.1g

### 材料(1人分)

| | |
|---|---|
| かぼちゃ | 60g |
| 豚赤身ひき肉 | 30g |
| ししとうがらし | 3本 |
| サラダ油 | 小さじ¾(3g) |
| だし | 適量 |
| A　砂糖 | 小さじ1(3g) |
| 　　しょうゆ | 小さじ⅓(2g) |
| 　　みそ | 小さじ1(6g) |

### 作り方

1. かぼちゃを半分に切り、ししとうは1cm幅に切る。
2. なべにサラダ油を中火で熱し、ひき肉、かぼちゃ、ししとうの順に加えていため、ひたひたのだしを加える。
3. 煮立ったらAを加え、かぼちゃがやわらかくなるまで煮る。

### もっと手軽に

▶ かぼちゃは、冷凍のカットかぼちゃを使うと簡単です。

▶ ししとうは、いんげんやオクラにかえてもよいでしょう。

---

## アジの梅煮

- 1人分：197kcal
- 塩分量：2.8g　炭水化物：11.7g

### 材料(1人分)

| | |
|---|---|
| アジ(下処理したもの) | 1尾(120g) |
| 梅干し | 小1個(5g) |
| 塩蔵わかめ(もどす) | 15g |
| ねぎ | 50g |
| だし | ¾カップ(150g) |
| A　酒 | 大さじ1(15g) |
| 　　みりん | 大さじ1(18g) |
| 減塩しょうゆ | 大さじ1(18g) |

### 作り方

1. わかめは一口大に切る。ねぎは斜め1cm幅に切る。
2. なべにだしとAを入れ、種を除いた梅干しを小さくちぎって入れて強火にかける。
3. 煮立ったらアジを加えて落としぶたをし、弱めの中火で7～8分煮る。
4. しょうゆを加えてひと煮立ちさせ、あいたところに1を入れ、さっと煮て火を通す。

### もっと手軽に

▶ アジは、内臓とぜいごを除いたものを購入するのがおすすめ。下処理いらずで手軽に調理できます。

### ワンポイントアドバイス

● 煮魚は油を使わないうえ、魚の脂を逃がさないのでおすすめの調理法です。

● イワシやサンマを使っても、おいしくできます。

● 骨つきの魚は食べるのに時間がかかるので、食材の選び方としてGood！

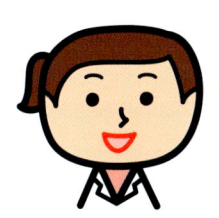

---

### 青魚で血糖値を下げる

青魚に含まれるEPAやDHAは血糖値を抑える、HbA1cを下げるという報告があります。EPAやDHAは体内で合成することができないので、毎日食べることが大切です。刺し身などで食べると、調理によるロスが防げるので効率的です。

## 2日目の朝食

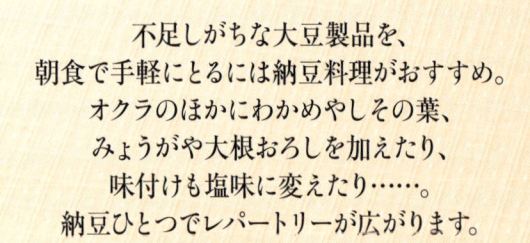

| | |
|---|---|
| 1人分 | 467 kcal |
| 塩分量 | 2.8 g |
| 炭水化物 | 82.8 g |

不足しがちな大豆製品を、
朝食で手軽にとるには納豆料理がおすすめ。
オクラのほかにわかめやしその葉、
みょうがや大根おろしを加えたり、
味付けも塩味に変えたり……。
納豆ひとつでレパートリーが広がります。

- トマトの酢の物
- 焼きのり
- オクラ入り納豆
- ごはん（胚芽精米）
- 白菜としめじのみそ汁

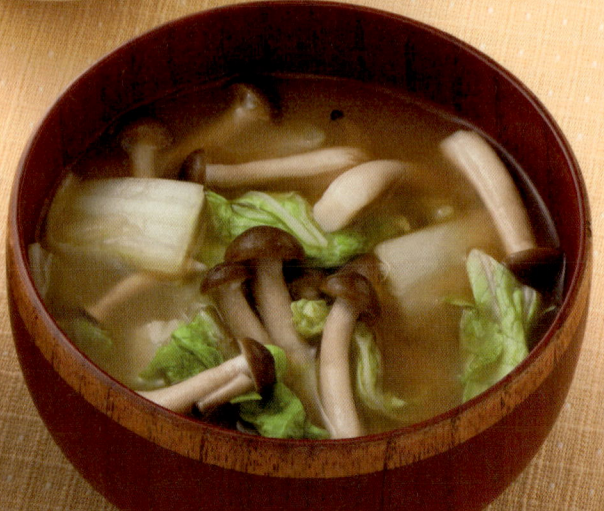

## 白菜としめじのみそ汁

- 1人分：42kcal
  塩分量：1.4g　炭水化物：5.6g

### 材料(1人分)
白菜 …………… ½枚(50g)
しめじ類 ……… ⅓パック(30g)
だし …………… ¾カップ(150g)
みそ …………… 小さじ2弱(10g)

### 作り方
1. 白菜は1cm幅のざく切りにし、しめじは石づきを除いて小房にほぐす。
2. なべにだしと1を入れて火にかけ、野菜がしんなりしたら火を止めてみそを溶き入れる。

## 焼きのり

**1袋（3g）**

- 1人分：6kcal
  塩分量：0g　炭水化物：1.3g

## ごはん（胚芽精米）150g

- 1人分：251kcal
  塩分量：0g　炭水化物：54.6g

## トマトの酢の物

- 1人分：48kcal
  塩分量：0.5g　炭水化物：11.3g

### 材料(1人分)
トマト ………… 小1個(120g)
玉ねぎ ………… ⅛個(25g)
青じそ ………………… 少量
A ┌ 酢 ……… 大さじ1(15g)
　├ 塩 ………… 少量(0.5g)
　└ 砂糖 ……… 小さじ1(3g)

### 作り方
1. トマトはへたをとり1cm厚さの輪切りにする。
2. 玉ねぎはみじん切りにし、水にさらしてざるにあげ、水けをよくきる。青じそは手でちぎる。
3. 器にトマトを盛り、玉ねぎを散らして、混ぜ合わせたAをかけ、青じそを散らす。

### もっと手軽に
▶ 市販のポン酢しょうゆやノンオイルドレッシングを利用してもよいでしょう。

## オクラ入り納豆

- 1人分：120kcal
  塩分量：0.8g　炭水化物：10g

### 材料(1人分)
オクラ ………… 5本(50g)
納豆 …………… 1パック(50g)
添付のたれ・からし …… 各適量

### 作り方
1. オクラは塩（分量外）をふって板ずりをし、さっと熱湯でゆで、冷水にとって水けをきり、小口に切る。
2. 納豆をよくかき混ぜ、1と添付のたれ・からしを加え、よく混ぜ合わせる。

### ワンポイントアドバイス
● 納豆は良質な植物性たんぱく質源で、食物繊維も豊富。カルシウムやビタミンKも多く、骨を丈夫にする働きがあります。ただし、抗凝血薬（ワーファリン）を服用している場合は、ビタミンKが薬の作用を弱めるため、避ける必要があります。

---

### 手軽なだしのとり方
密閉容器に水500㎖、頭を除いた煮干し10g、こんぶ5cm角1枚を入れて、冷蔵庫でひと晩おくだけ。みそ汁をはじめ、さまざまな料理に使えます。簡単なので、常備しておくのがおすすめ。

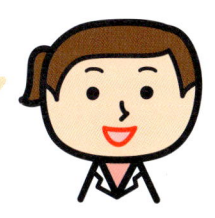

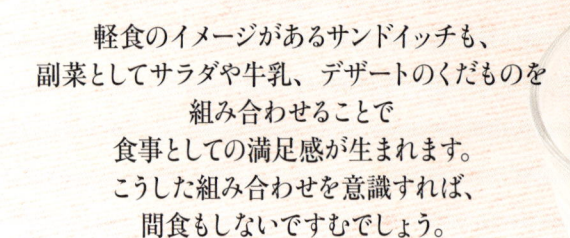

軽食のイメージがあるサンドイッチも、
副菜としてサラダや牛乳、デザートのくだものを
組み合わせることで
食事としての満足感が生まれます。
こうした組み合わせを意識すれば、
間食もしないですむでしょう。

## 2日目の 昼食

| 1人分 | 648 kcal |
| --- | --- |
| 塩分量 | 4.5 g |
| 炭水化物 | 99.4 g |

海藻サラダ

低脂肪牛乳

バナナ

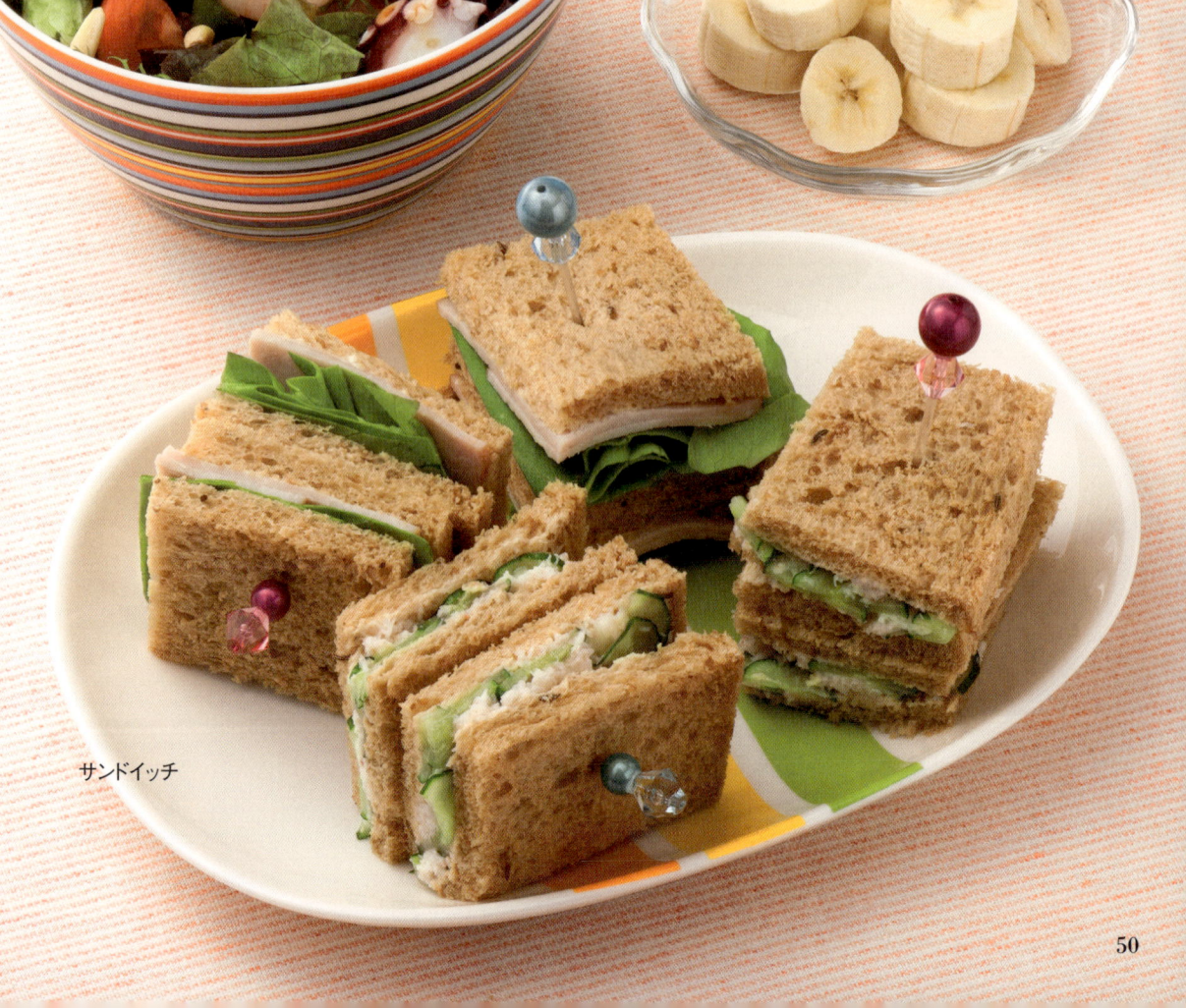

サンドイッチ

## 低脂肪牛乳

**200mℓ**

- 1人分：97kcal
  塩分量：0.3g 炭水化物：11.6g

## バナナ

- 1人分：83kcal
  塩分量：0g 炭水化物：21.6g

**材料と作り方(1人分)**

バナナ中1本(皮つき160g)は皮をむいて食べやすく切る。

## 海藻サラダ

- 1人分：105kcal
  塩分量：1.8g 炭水化物：8.2g

**材料(2人分)**

| | |
|---|---|
| 塩蔵わかめ(もどす) | 15g |
| 塩蔵とさかのり(もどす) | 赤・青各30g |
| トマト | 小1/3個(40g) |
| サニーレタス | 2枚(30g) |
| イカ | 20g |
| 小エビ | 20g |
| レモン(輪切り) | 1枚 |
| ゆでタコ | 20g |
| 松の実 | 3g |
| 市販のノンオイルドレッシング | 小さじ2(10g) |

＊乾燥とさかのりを使う場合は各3g

**作り方**

1. わかめ・とさかのり・トマトは一口大に切り、サニーレタスは一口大にちぎる。
2. イカと小エビは一口大に切り、レモンを入れた湯でゆでる。ゆでタコは食べやすく薄切りにする。
3. 1と2を混ぜ合わせ、上に松の実を飾り、ノンオイルドレッシングをかける。

### もっと手軽に

▶ 市販の海藻サラダ(乾燥)パックを使用すると便利です。

▶ イカ・エビ・タコは冷凍シーフードミックスを解凍して使ってもよいでしょう。

▶ 松の実は、ごまやピーナツなどにかえてもOK。

## サンドイッチ

- 1人分：363kcal
  塩分量：2.4g 炭水化物：58g

**材料(1人分)**

| | |
|---|---|
| ライ麦入りサンドイッチパン | 4枚(耳なし) |
| A { カニ缶 | 小1/3缶(20g) |
| きゅうり | 1/10本(10g) |
| 1/2カロリーマヨネーズ | 小さじ1強(5g) |
| B { ボンレスハム | 1枚(20g) |
| サラダ菜 | 2枚(10g) |
| 1/2カロリーマヨネーズ | 小さじ1強(5g) |

**作り方**

1. きゅうりは小口切りにし、塩少量(分量外)をふってしんなりしたら水けを絞り、残りのAとあえる。
2. サンドイッチパン2枚を一組にし、それぞれAとBをはさみ、食べやすく切る。

### ワンポイントアドバイス

- ライ麦パンの食物繊維含有量は、11g(100g中)で、パンの種類では第1位。雑穀入りや全粒粉入りなどを選び、食物繊維の量をUPさせましょう。

---

**海藻を食事にとり入れる**

低カロリーで食物繊維が多い海藻は、血糖値の急上昇を抑制する効果や満腹感をもたらす効果が期待できる、糖尿病の人の強い味方。インスリンの構成成分となるミネラルも多く含む点も、ポイントです。積極的にとり入れたい食品のひとつです。

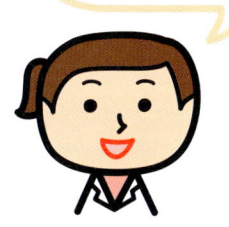

---

第2章 まずはここから 基本の献立 2日目の昼食

## 2日目の夕食

| 1人分 | 540 kcal |
| --- | --- |
| 塩分量 | 3.3 g |
| 炭水化物 | 76.4 g |

ごはん（胚芽精米）

水菜とカニかまの
からしごまあえ

ピリ辛こんにゃく

サバのレモン風味焼き

サバなどの青魚は、EPAやDHAが豊富。
1日に1回は献立に入れたい食材ですが、
気になるのは特有の生臭み。
みそのマスキング効果とレモン風味で、
おいしく食べられるよう工夫しました。
野菜もたっぷりいただきましょう。

## ピリ辛こんにゃく

●1人分：30kcal
　塩分量：0.6g　炭水化物：3.7g

### 材料(1人分)

こんにゃく ……………… ⅓枚弱(70g)
ごま油 …………………… 小さじ½(2g)
赤とうがらし …………………… ¼本
A ┌ みりん …………… 小さじ½(3g)
　├ 酒 ……………………… 小さじ1(5g)
　└ しょうゆ ………… 小さじ⅔(4g)
七味とうがらし ………………… お好みで

### 作り方

1 こんにゃくは両面に格子状の切り込みを入れ、2cm角に切る。塩（分量外）でもみ、熱湯で1〜2分ゆでてざるにあげる。
2 フッ素樹脂加工のフライパンにごま油を熱し、種を除いて小口切りにした赤とうがらしを入れ、1を加える。
3 こんにゃく全体に油が回ったら、Aを加えて弱火で汁けがなくなるまで煮、お好みで七味とうがらしをふる。

> 🍳 **もっと手軽に**
> ▶ 市販されているレトルト商品をそのまま利用してもよいでしょう。選ぶときは材料や塩分、カロリーを確認するのを忘れずに。

## ごはん（胚芽精米）150g

●1人分：251kcal
　塩分量：0g　炭水化物：54.6g

## 水菜とカニかまのからしごまあえ

●1人分：64kcal
　塩分量：1.1g　炭水化物：5.8g

### 材料(1人分)

水菜 ……………………… 小2株(50g)
カニ風味かまぼこ …………… 1本(20g)
A ┌ 練りからし ………………… 少量
　├ 酢 …………………… 小さじ½強(2.5g)
　└ しょうゆ ………… 小さじ⅔(4g)
すり白ごま …………… 小さじ2弱(5g)

### 作り方

1 水菜は4〜5cm長さに切り、さっと冷水にさらして水けをきる。カニかまは細く裂く。
2 Aを混ぜて溶きのばし、すりごまを加えて1とあえる。

> 🟠 **ワンポイントアドバイス**
> ● 水菜は京菜とも呼ばれ、京野菜のひとつ。サラダ、みそ汁、なべ物、蒸し物、漬物など、いろいろな料理に利用できる万能選手。ビタミンやミネラル、食物繊維も豊富です。

## サバのレモン風味焼き

●1人分：195kcal
　塩分量：1.6g　炭水化物：12.3g

### 材料(1人分)

サバ ……………………… 小1切れ(60g)
塩 ………………………………… 少量(0.5g)
こしょう ……………………… 少量(0.3g)
A ┌ 白みそ …………… 小さじ2弱(10g)
　├ 卵黄 ………………………………… 4g
　├ 砂糖 ………………… 小さじ⅔(2g)
　└ 酒 ……………………… 小さじ1(5g)
レモン汁 …………………………… 少量
レモン（薄切り）………………… ½枚(4g)
ブロッコリー …………… 小房3個(30g)
にんじん ……… 1cm厚さ2枚(30g)
B ┌ 砂糖 ………………… 小さじ⅔(2g)
　└ 塩 ………………………… 少量(0.5g)

### 作り方

1 サバは塩・こしょうをふり、180℃に熱したオーブンで6分程度火を通す。
2 Aを合わせて弱火で練り、とろりとしたらレモン汁を加える。
3 1に2を塗り、レモンをのせ、180℃に熱したオーブンで、表面が色づくまで焼く。
4 ブロッコリーは小房に分けて塩ゆで（分量外）し、湯をきる。にんじんはお好みで花形に抜き、小なべにひたひたの水とBを入れてやわらかくなるまで煮る。
5 器に3を盛りつけ、4を添える。

> 🟠 **ワンポイントアドバイス**
> ● つけ合わせは、ブロッコリーやにんじんにこだわる必要はありません。冷蔵庫にある野菜を活用しましょう。

## 3日目の 朝食

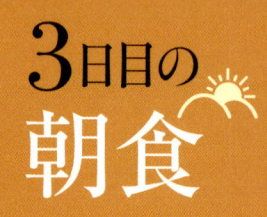

| | |
|---|---|
| 1人分 | 509 kcal |
| 塩分量 | 4.7 g |
| 炭水化物 | 73 g |

かぼちゃサラダ

キャベツのレモンあえ

ベーグルを使った
サンドイッチは、
パン自体の量があるので
しっかりとした食べごたえ。
アーモンドには、
n-3系の脂肪酸も豊富です。

カテージチーズサンド

## キャベツのレモンあえ

- 1人分：15kcal
  塩分量：0.5g　炭水化物：3.6g

### 材料(1人分)

| | |
|---|---|
| キャベツ | 小1枚(40g) |
| 紫キャベツ | 5g |
| にんじん | 5g |
| 青じそ | 3枚 |
| みょうが | ⅓個(3g) |
| 塩 | 少量(0.5g) |
| レモン汁 | 小さじ1(6g) |

### 作り方

1. キャベツ・紫キャベツ・にんじんは4㎝長さのせん切りにし、塩少量（分量外）をふってしんなりさせる。軽く水洗いし、ざるにあげて水けをきって軽く絞る。
2. 青じそとみょうがはせん切りにし、1と塩・レモン汁であえる。

### もっと手軽に

▶ビタミン含有量等は劣りますが、市販のせん切り野菜のパックを利用してもよいでしょう。

### ワンポイントアドバイス

●ピーラーやスライサーなどを利用してせん切りや薄切りをすると、簡単にできます。

---

## かぼちゃサラダ

- 1人分：136kcal
  塩分量：1.3g　炭水化物：14.7g

### 材料(1人分)

| | |
|---|---|
| かぼちゃ | 60g |
| きゅうり | ⅓本(30g) |
| ボンレスハム | 1枚(20g) |
| ½カロリーマヨネーズ | 大さじ1弱(10g) |
| 塩 | 少量(0.5g) |
| こしょう | 少量(0.3g) |
| サラダ菜 | 2枚(5.6g) |
| スライスアーモンド | 3g |

### 作り方

1. かぼちゃを1㎝角に切り、やわらかくなるまでゆでる。きゅうりは小口切りにし、1.5％の塩水（分量外）に30分ほど浸して水けをきる。ハムは1㎝角に切る。
2. 1をマヨネーズであえ、塩・こしょうで調味する。
3. 器にサラダ菜を敷いて2をのせ、フライパンで軽くいったスライスアーモンドを上に飾る。

### もっと手軽に

▶冷凍かぼちゃを電子レンジで解凍し、やわらかくしてから1㎝のさいの目に切ると簡単にできます。

---

## カテージチーズサンド

- 1人分：358kcal
  塩分量：2.9g　炭水化物：54.7g

### 材料(1人分)

| | |
|---|---|
| ベーグル(全粒粉) | 1個(100g) |
| カテージチーズ | 50g |
| スモークサーモン | 2枚(30g) |
| きゅうり | ⅙本(15g) |

### 作り方

1. ベーグルは横半分に切り、オーブントースターで焼く。
2. 1にカテージチーズを塗り、スモークサーモンと斜め薄切りにしたきゅうりをはさむ。お好みで黒こしょうやケーパーなどを一緒にはさんでもよい。

### ワンポイントアドバイス

●ベーグルは油脂を使わず作るので、パンのなかでも低カロリーです。雑穀入りのものを選ぶとさらによいでしょう。

---

### バナナでアレンジ

ベーグルを使ったカテージチーズサンドの、フルーツサンドバージョン。カテージチーズ30gをトーストしたベーグルに塗り、スライスしたバナナ60gをはさむだけ。いつもの朝食に変化をつけたいときや、甘い物好きの人におすすめです。

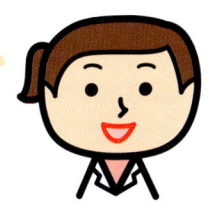

## 3日目の昼食

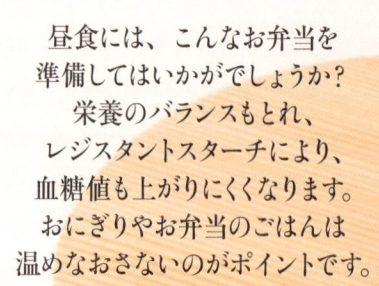

| 1人分 | 428 kcal |
| --- | --- |
| 塩分量 | 3.5 g |
| 炭水化物 | 73.9 g |

昼食には、こんなお弁当を準備してはいかがでしょうか？栄養のバランスもとれ、レジスタントスターチにより、血糖値も上がりにくくなります。おにぎりやお弁当のごはんは温めなおさないのがポイントです。

おかかの焼きおにぎり

えのきとしらたきの煮物

ほうれん草とにんじんのごまあえ

サケのおぼろこんぶ巻き

## ほうれん草とにんじんのごまあえ

● 1人分：60kcal
　塩分量：0.6g　炭水化物：7.1g

**材料（2人分）**

| | |
|---|---|
| ほうれん草 | 2株(60g) |
| にんじん | 10g |
| A ┌ すり白ごま | 小さじ2弱(5g) |
| 　├ 砂糖 | 小さじ1(3g) |
| 　├ しょうゆ | 小さじ2/3(4g) |
| 　└ だし | 小さじ1(5g) |

**作り方**

1. ほうれん草はゆでて水にとり、水けを絞って3cm長さに切る。
2. にんじんは3cm長さの細めの短冊に切り、ゆでる。
3. Aをよく混ぜ合わせ、1と2を加えてあえる。

## えのきとしらたきの煮物

● 1人分：33kcal
　塩分量：0.9g　炭水化物：10.4g

**材料（2回分）**

| | |
|---|---|
| えのきたけ | 小1/2袋弱(40g) |
| しらたき | 1/4袋(50g) |
| A ┌ だし | 大さじ2(30g) |
| 　├ みりん | 小さじ2(12g) |
| 　└ しょうゆ | 小さじ1(6g) |
| 七味とうがらし | 適量 |

**作り方**

1. えのきたけは石づきを除いて2等分する。しらたきは塩（分量外）でもんで洗い、4cm長さに切る。
2. Aを煮立てて1を入れ、ときどき混ぜながら汁けがなくなるまで煮、七味とうがらしをふる。

## サケのおぼろこんぶ巻き

● 1人分：106kcal
　塩分量：1.4g　炭水化物：8.3g

**材料（2人分）**

| | |
|---|---|
| 生サケ | 小1切れ(60g) |
| おぼろこんぶ | 10g |
| しめじ類 | 1/5パック(20g) |
| ねぎ | 5cm(10g) |
| A ┌ だし | 大さじ1・1/3(20g) |
| 　├ 酒 | 大さじ1/2(7.5g) |
| 　└ しょうゆ | 小さじ1弱(5g) |
| 糸三つ葉 | 1株(20g) |

**作り方**

1. 生サケにおぼろこんぶを巻く。
2. しめじは石づきを除いて小房にほぐし、ねぎは小口切りにする。
3. アルミホイルにしめじを敷き、1のサケを置き、ねぎをのせる。混ぜ合わせたAをふりかけて包み、オーブントースターで約15分焼く。
4. 糸三つ葉はさっとゆで、食べやすく切って3に添える。

### ワンポイントアドバイス

● 生サケはタラやアマダイなど、旬の白身魚にかえてもおいしくできます。

## おかかの焼きおにぎり

● 1人分：229kcal
　塩分量：0.6g　炭水化物：48.1g

**材料（1人分）**

| | |
|---|---|
| ごはん（胚芽精米） | 130g |
| 削りガツオ | 小1袋(2g) |
| 青のり | 少量(0.3g) |
| 七味とうがらし | 少量(0.3g) |
| しょうゆ | 小さじ2/3(4g) |

**作り方**

1. ごはんに削りガツオと、お好みで青のり・七味とうがらしを加え、かために握る。
2. オーブントースターやグリルなどで軽く焦げめがつく程度に焼き、しょうゆを全体に塗る。

### ワンポイントアドバイス

● しょうゆは材料に混ぜるよりも表面に塗るほうが、少量で塩分をしっかりと感じることができます。

---

### 冷えたごはんで血糖値を抑制

でんぷんの一部には、冷えると食物繊維に似た働きをする「レジスタントスターチ」があります。昼食に家で作ったお弁当やおにぎりを持参すれば、食べるころには冷めて血糖値を抑えるレジスタントスターチがとれます。のり巻きや寿司、冷製めんもおすすめです。

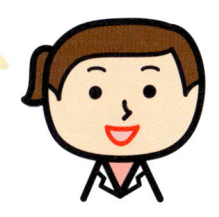

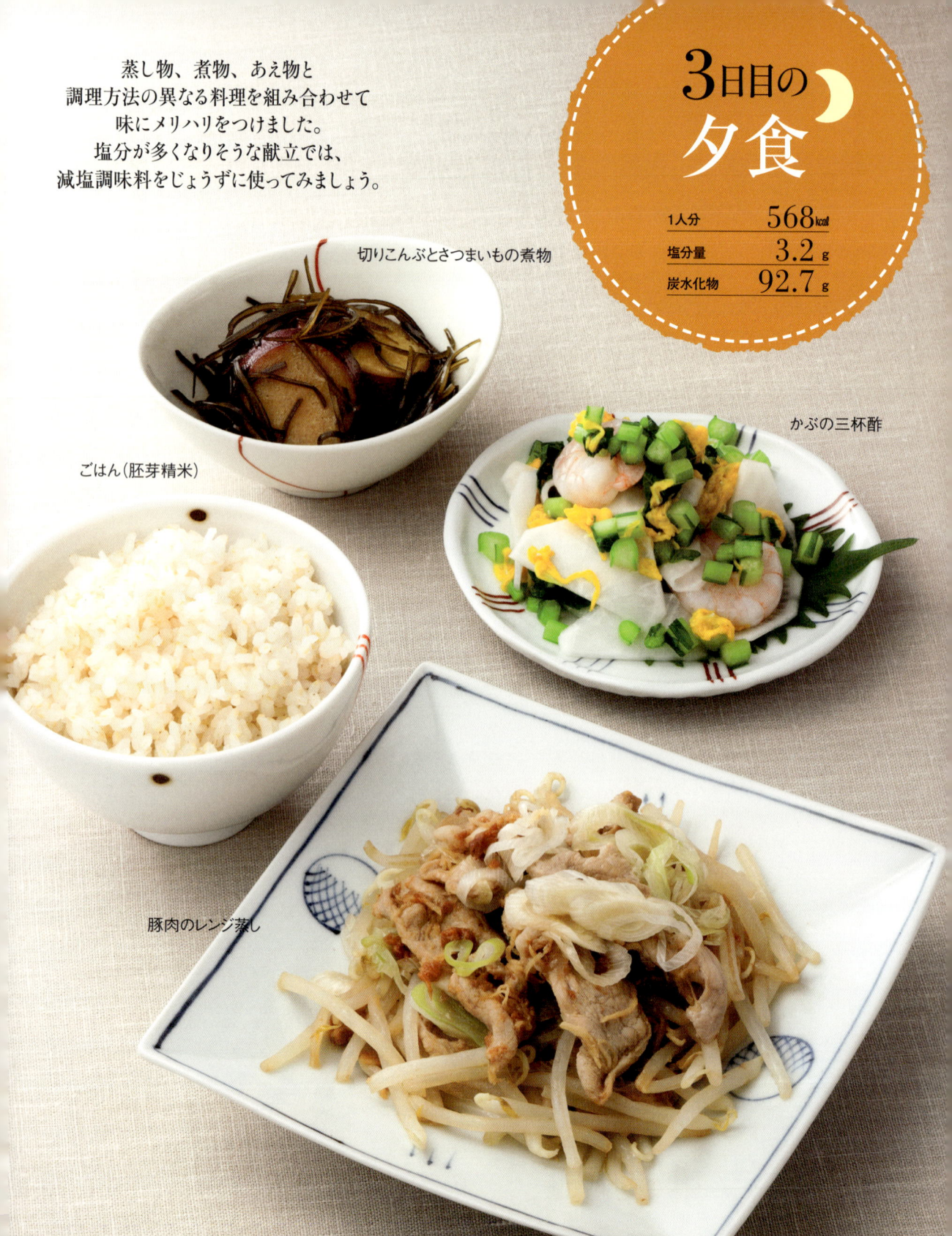

蒸し物、煮物、あえ物と
調理方法の異なる料理を組み合わせて
味にメリハリをつけました。
塩分が多くなりそうな献立では、
減塩調味料をじょうずに使ってみましょう。

## 3日目の 夕食

| 1人分 | 568 kcal |
| --- | --- |
| 塩分量 | 3.2 g |
| 炭水化物 | 92.7 g |

切りこんぶとさつまいもの煮物

かぶの三杯酢

ごはん（胚芽精米）

豚肉のレンジ蒸し

58

## 切りこんぶとさつまいもの煮物

- 1人分：101kcal
- 塩分量：0.8g　炭水化物：20.4g

### 材料(1人分)
| | |
|---|---|
| 切りこんぶ | 3g |
| さつまいも | 50g |
| サラダ油 | 小さじ½(2g) |
| 砂糖 | 小さじ1(3g) |
| しょうゆ | 小さじ½(3g) |

### 作り方
1. 切りこんぶは水でもどし、食べやすく切る。さつまいもは皮ごと1cm厚さに切り、水に浸しておく。
2. なべにサラダ油を中火で熱し、切りこんぶと水けをきったさつまいもを入れていため、ひたひたの水を加える。
3. 煮立ったら砂糖としょうゆを加え、さつまいもがやわらかくなるまで煮る。

### もっと手軽に
▶市販されているレトルト商品をそのまま利用してもよいでしょう。選ぶときは材料や塩分、カロリーを確認するのを忘れずに。

## かぶの三杯酢

- 1人分：40kcal
- 塩分量：0.7g　炭水化物：7.1g

### 材料(1人分)
| | |
|---|---|
| かぶ | ½個(50g) |
| かぶの葉 | ¼株分(20g) |
| 菊の花 | 大1個(10g) |
| 小エビ | 3尾(10g) |
| A 砂糖 | 小さじ1(3g) |
| A 塩 | 少量(0.3g) |
| A 酢 | 小さじ2(10g) |
| A だし | 小さじ1(5g) |
| 青じそ | 1枚 |

### 作り方
1. かぶは薄切りにし、1.5%の塩水（分量外）に30分ほど浸して、水けを絞る。かぶの葉はさっとゆでて小口に切る。
2. 菊の花は2%の酢水（分量外）を沸騰させた湯でゆで、水けを絞る。小エビはさっとゆでる。
3. 1と2をAであえ、器に青じそを敷いて盛りつける。

＊菊の花が手に入らない場合は、わかめを使うとよいでしょう。

## 豚肉のレンジ蒸し

- 1人分：176kcal
- 塩分量：1.7g　炭水化物：10.6g

### 材料(1人分)
| | |
|---|---|
| 豚もも薄切り肉(脂身なし) | 60g |
| ねぎ | ⅙本(20g) |
| しょうが | 1かけ(10g) |
| 梅干し | 1個(16g) |
| A 砂糖 | 小さじ½(1.5g) |
| A 減塩しょうゆ | 大さじ½(9g) |
| A 酒 | 大さじ½(7.5g) |
| A ごま油 | 小さじ1(4g) |
| もやし | ½袋(125g) |

### 作り方
1. 豚肉は食べやすく切り、ねぎは斜め薄切り、しょうがはせん切り、梅干しは種を除いて粗く刻む。
2. Aと梅干しをボウルで混ぜ合わせ、豚肉としょうがを加えて、手でもみこむように混ぜる。
3. 耐熱皿にもやしを広げ、2をのせてねぎを散らし、ラップをふんわりかけて電子レンジで5～7分加熱する。

### ワンポイントアドバイス
● はしではなく手でもみこむことで、味がしっかりとしみこみます。

## ごはん（胚芽精米）150g

- 1人分：251kcal
- 塩分量：0g　炭水化物：54.6g

---

### 酢は一石二鳥の食材

酢に含まれる酢酸には、血糖値を下げる効果があることがわかっています。食事のはじめに、酢を使った野菜や海藻料理を食べるようにしましょう。減塩効果もあるため一石二鳥です。酢は糖分を加えていないものを選ぶように。血糖値を下げるからとそのまま飲むのは、胃に負担をかけるのでNGです。

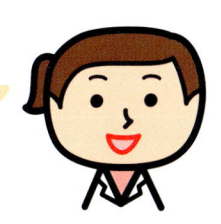

第2章　まずはここから　基本の献立　3日目の夕食

ビタミンB₁が豊富な豚肉をメインに、
ビタミンB₁の吸収率を高める働きのある
硫化アリルを含む、
玉ねぎを使った料理を組み合わせました。

## 4日目の 昼食

| 1人分 | 533 kcal |
| --- | --- |
| 塩分量 | 4.2 g |
| 炭水化物 | 86.7 g |

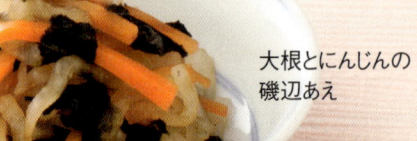

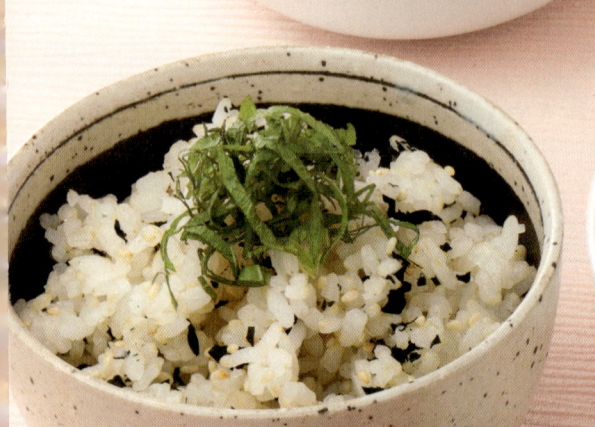

大根とにんじんの
磯辺あえ

めはりごはん

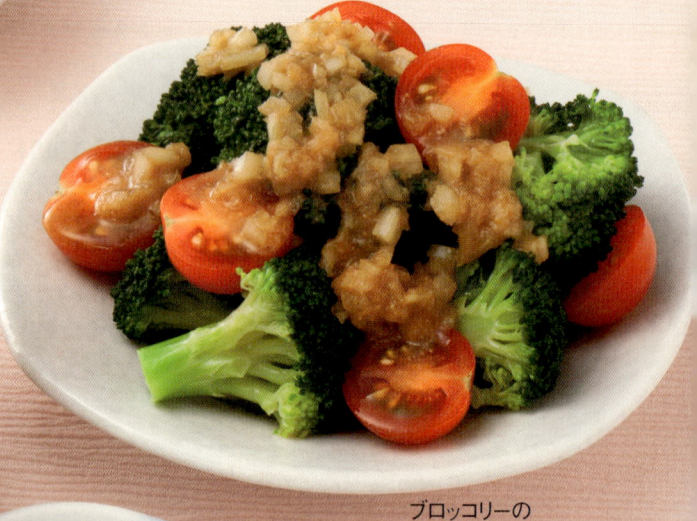

ブロッコリーの
玉ねぎみそかけ

豚肉のえのき巻き焼き
焼きパプリカ添え

## ブロッコリーの玉ねぎみそかけ

- 1人分：89kcal
- 塩分量：1.2g　炭水化物：16.9g

### 材料(1人分)
| | |
|---|---|
| ブロッコリー | 小1株(100g) |
| 玉ねぎ | ⅛個(25g) |
| A〔みそ | 大さじ½(9g) |
| 　黒酢 | 大さじ½(2.5g) |
| 　はちみつ | 小さじ1(7g) |
| ミニトマト | 2個(25g) |

### 作り方
1. 玉ねぎはみじん切りにし、水にさらして水けをよくきる。Aと混ぜ合わせ、10〜15分おく。
2. ブロッコリーは小房に分け、ゆでてざるにあげる。
3. ミニトマトは半分または4等分に切る。
4. 2と3を合わせ、1をかける。

## 大根とにんじんの磯辺あえ

- 1人分：31kcal
- 塩分量：1.0g　炭水化物：7.4g

### 材料(1人分)
| | |
|---|---|
| 大根 | 70g |
| にんじん | 10g |
| 塩 | 少量(0.5g) |
| 焼きのり | ¼枚 |
| A〔しょうゆ | 小さじ½(3g) |
| 　砂糖 | 小さじ1(3g) |

### 作り方
1. 大根は5cm長さ・2mm幅の細切りにし、にんじんは5cm長さの細切りにし、それぞれ塩をまぶしてしんなりさせる。
2. 1をさっと洗って水けを絞り、ちぎったのりとAであえる。

## 豚肉のえのき巻き焼き 焼きパプリカ添え

- 1人分：141kcal
- 塩分量：0.9g　炭水化物：6.1g

### 材料(1人分)
| | |
|---|---|
| 豚もも薄切り肉 | 60g (20g×3枚) |
| 青じそ | 3枚 |
| えのきたけ | 小⅓袋(30g) |
| 塩 | 少量(0.8g) |
| こしょう | 少量(0.3g) |
| 赤パプリカ | 大¼個(40g) |
| サラダ油 | 小さじ¼(1g) |
| 酒 | 少量 |
| レモン(くし形切り) | お好みで |

### 作り方
1. 豚もも肉に塩・こしょうをふり、青じそと石づきを除いてほぐしたえのきたけをくるんで巻き、楊枝でとめる。
2. パプリカは1cm幅に切る。
3. フッ素樹脂加工のフライパンを熱し、油をなじませて中火で1を焼く。焼き色がついたら、酒をふってふたをして蒸し焼きにする。
4. さっとフライパンを洗い、パプリカに焼き色がつくまで焼く。
5. 3に4を添え、お好みでレモンを搾っていただく。

## めはりごはん

- 1人分：272kcal
- 塩分量：1.1g　炭水化物：56.3g

### 材料(1人分)
| | |
|---|---|
| ごはん(胚芽精米) | 150g |
| あぶりわかめ | 2.5g |
| いり白ごま | 小さじ1(3g) |
| 塩 | 少量(0.5g) |
| 青じそ | 1枚 |

### 作り方
1. あぶりわかめを手でもみほぐし、細かくする。
2. 温かいごはんに1といりごま・塩を混ぜ合わせ、せん切りにした青じそを散らす。

### ワンポイントアドバイス
- あぶりわかめが手に入らない場合は、乾燥わかめや板わかめをあぶって使ってもOK。

### ビタミンB₁の働きに注目
高血糖を改善するためには、糖質を効率よく代謝するのに必要なビタミンB₁が不足しないようにしましょう。ビタミンB₁は玄米や麦、胚芽米、豚肉などに多く含まれます。毎日の食事でしっかりとりましょう。

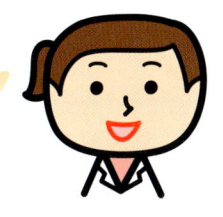

ごはん(胚芽精米)

# 4日目の
# 夕食

1人分 556 kcal
塩分量 2 g
炭水化物 76.3 g

きのこのホイル焼き

刺し身こんにゃく

焼きサンマの玉ねぎ漬け

青梗菜(チンゲンサイ)とにんじんの
くるみあえ

サンマとくるみで
n-3系の脂肪酸がとれる献立です。
低カロリーのこんにゃくときのこで、
ボリューム感をアップしました。
「もっと食べたい」「もう一品欲しい」
ときに、加えてください。

## 青梗菜とにんじんのくるみあえ

- 1人分：61kcal
  塩分量：0.5g　炭水化物：6.9g

**材料(1人分)**

青梗菜 ……………… 大½株(60g)
にんじん …………………… 20g
くるみ ……………………… 5g
A ┌ 砂糖 ………… 小さじ1(3g)
　├ しょうゆ …… 小さじ½(3g)
　└ だし ………… 小さじ1(5g)

**作り方**

1. 青梗菜は茎と葉に分けて茎から順にゆで、4cm幅に切る。にんじんは細めの短冊に切り、ゆでる。
2. くるみは粗く砕き、Aと混ぜ合わせる。
3. 1を2であえる。

### 🍳 もっと手軽に

▶ 青梗菜やにんじんは、ゆでずに電子レンジで加熱すると簡単。

### ワンポイントアドバイス

● くるみはごまやピーナツにかえてもおいしくできます。

## ごはん（胚芽精米）150g

- 1人分：251kcal
  塩分量：0g　炭水化物：54.6g

## きのこのホイル焼き

- 1人分：27kcal
  塩分量：0.3g　炭水化物：7.6g

**材料(1人分)**

生しいたけ ………………… 3枚(50g)
えのきたけ ……… 小⅓袋(30g)
しめじ類 ………… ½パック(50g)
すだち ……………………… ½個
しょうゆ ………………… 少量(2g)

**作り方**

1. しいたけは石づきを除いて4等分にし、えのきたけは石づきを除いて粗くほぐし、しめじは石づきを除いて小房にほぐす。
2. アルミホイルで1を包み、オーブントースターで約10分焼く。
3. すだちを搾り、しょうゆをかけていただく。

## 刺し身こんにゃく

- 1人分：5kcal
  塩分量：0.2g　炭水化物：1.9g

**材料と作り方(1人分)**

刺し身こんにゃく50gを、わさびじょうゆにつけていただく。

## 焼きサンマの玉ねぎ漬け

- 1人分：212kcal
  塩分量：1g　炭水化物：5.3g

**材料(1人分)**

サンマ ……………… 大½尾(60g)
玉ねぎ …………… 小¼個(40g)
みょうが ………………… 1個(10g)
A ┌ しょうゆ …… 大さじ½(9g)
　├ 酢 …………… 小さじ1(5g)
　└ みりん ……… 小さじ½(3g)
赤とうがらし ……………… ½本

**作り方**

1. サンマは頭と内臓をとり除き、1尾を4等分したものを用意する。
2. 玉ねぎは薄切りにし、5分ほど水にさらし、ざるにあげる。みょうがはせん切りにする。
3. バットにAを合わせ、2ととうがらしを入れて混ぜる。
4. 魚焼きグリルにサンマを並べ、両面をこんがりと焼き、中まで火を通す。
5. サンマが熱いうちに3に漬け、ときどき返して中まで味をしみこませる。10分ほどしたら食べごろ。翌日までおくと、さらに味がしみこむ。

### ワンポイントアドバイス

● 玉ねぎやみょうがをたっぷり使うと、魚特有の生臭さが薄れます。

---

第2章　まずはここから 基本の献立　4日目の夕食

卵と一緒に
ココットにすることで、
手軽にたっぷり
温野菜が食べられます。
小麦ふすま入りのフレークで
食物繊維量もアップ。

## 5日目の
# 朝食

| 1人分 | 429 kcal |
| --- | --- |
| 塩分量 | 2.2 g |
| 炭水化物 | 68.5 g |

卵のココット風

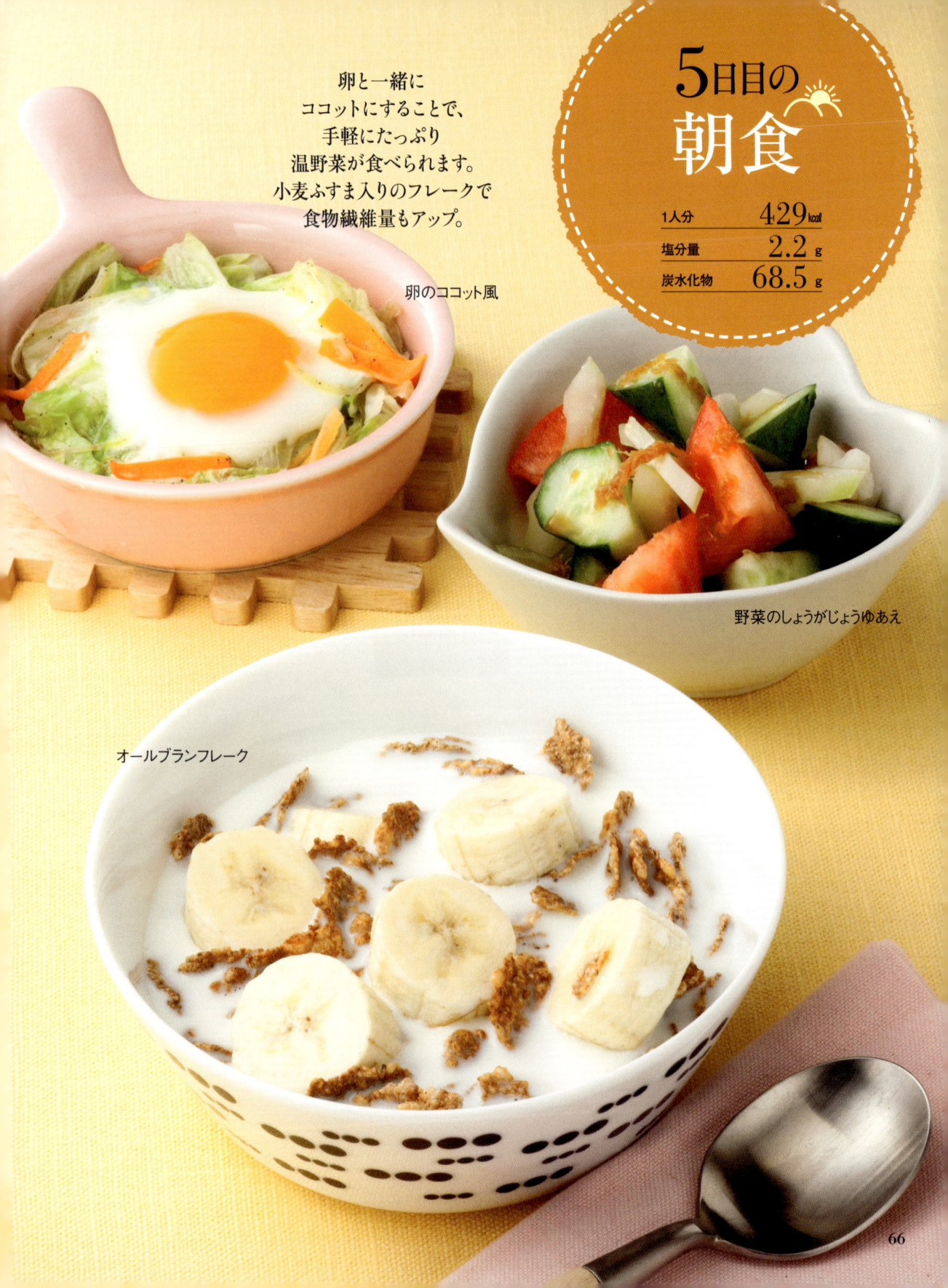

野菜のしょうがじょうゆあえ

オールブランフレーク

## 野菜のしょうがじょうゆあえ

●1人分：24kcal
塩分量：0.6g　炭水化物：5.3g

### 材料(1人分)
| | |
|---|---|
| きゅうり | ½本(50g) |
| セロリ | 小½本(30g) |
| トマト | ⅓個(50g) |
| A　しょうゆ | 小さじ⅔(4g) |
| 　　しょうが(すりおろし) | 小さじ½(2g) |

### 作り方
1. きゅうりは一口大の乱切りにし、セロリは筋をとり、縦半分の斜め5mm幅に切る。トマトは乱切りにする。
2. 器に1を盛り、混ぜ合わせたAをかける。

#### ワンポイントアドバイス
● しょうがは、好みでわさびやからしにかえても。

● 野菜はブロッコリー、カリフラワー、みょうがなどで作ってもおいしくできます。

## 卵のココット風

●1人分：120kcal
塩分量：0.7g　炭水化物：6.5g

### 材料(1人分)
| | |
|---|---|
| 卵 | 中1個 |
| キャベツ | 1枚(50g) |
| にんじん | 10g |
| 玉ねぎ | 大⅛個(30g) |
| サラダ油 | 小さじ¼(1g) |
| 塩 | 少量(0.5g) |
| 粗挽き黒こしょう | 少量(0.3g) |

### 作り方
1. キャベツとにんじんは、3cm長さの短冊に切り、玉ねぎは薄切りにする。
2. フライパンにサラダ油をなじませ、1の野菜を広げ入れ、塩をふってふたをし、中火でしんなりするまで蒸す。ふたを開けてこしょうで調味し、ココット皿(耐熱容器)に入れる。
3. 中央に窪みをつけ、卵を割り落とし、卵黄をくずさないように竹串で2～3カ所刺す。
4. 電子レンジ(600w)で約1分加熱してようすを見、さらに好みのかたさになるまで加熱する。

#### ワンポイントアドバイス
● オーブンで焼くより電子レンジを使用すると簡単にできます。破裂しないよう、卵黄に竹串で穴をあけておくことがポイントです。

## オールブランフレーク

●1人分：285kcal
塩分量：0.9g　炭水化物：56.7g

### 材料(1人分)
| | |
|---|---|
| オールブランフレーク | 40g |
| バナナ | ½本(50g) |
| 低脂肪牛乳 | 1カップ(210g) |

### 作り方
1. バナナは皮をむき、1cm幅の輪切りにする。
2. 器にオールブランフレークと1を入れ、低脂肪牛乳を注ぐ。

#### おやつにも便利なオールブランフレーク

「ブラン」とは麦の外皮のことで、日本語では「ふすま」と呼ばれる部分。食物繊維やミネラルなどが豊富で、シリアルやパンなどによく使われます。製品によってカロリー量が異なるので、買う際には栄養成分表示の確認を。原材料に砂糖が表示されているものは、血糖値が上がりやすく、注意が必要です。

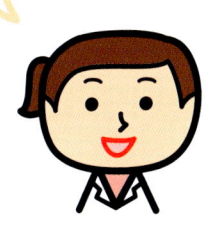

## 5日目の昼食

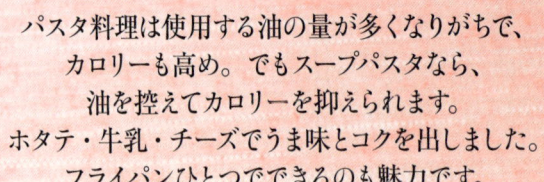

1人分 675 kcal
塩分量 3.2 g
炭水化物 90.4 g

パスタ料理は使用する油の量が多くなりがちで、カロリーも高め。でもスープパスタなら、油を控えてカロリーを抑えられます。ホタテ・牛乳・チーズでうま味とコクを出しました。フライパンひとつでできるのも魅力です。

白菜の即席漬け

にんじんのたらこあえ

トマトスープパスタ

## にんじんのたらこあえ

●1人分：59kcal　塩分量：0.5g　炭水化物：6.7g

**材料(1人分)**

にんじん ……… 大1/3本(70g)
たらこ ………………… 10g
酒 ……………… 小さじ1(5g)
ごま油 ………… 小さじ1/2(2g)
青のり ………………… 少量

**作り方**

1. にんじんは5cmの長さのせん切りにする。
2. たらこは薄皮を除いて酒とごま油を加えて混ぜ、1をあえる。
3. 2を耐熱皿に入れ、電子レンジで約30秒加熱して混ぜ、再び30秒加熱して混ぜる。
4. 器に盛り、青のりをふる。

> **ワンポイントアドバイス**
>
> ●たらこのプチプチ感が楽しい一品。塩分はたらこの塩分のみにし、ごま油や青のりの風味を生かします。

## 白菜の即席漬け

●1人分：11kcal　塩分量：0.3g　炭水化物：2.6g

**材料(1人分)**

白菜 …………… 大1/2枚(70g)
しょうが ………… 1/2かけ(6g)
ゆずの皮 ………… お好みで
塩 ……………… 小さじ1/6(1g)

**作り方**

1. 白菜は細切りにし、しょうがとゆずの皮はせん切りにする。
2. ボウルに1と塩を入れてさっと混ぜ、しんなりするまでしばらくなじませる。
3. 汁けを軽く絞り、お好みでせん切りにしたゆずの皮をのせる。

> **ワンポイントアドバイス**
>
> ●白菜の代わりにキャベツや水菜を使ってもよいでしょう。きゅうりやなすの乱切りにかえるとかみごたえも期待できます。

## トマトスープパスタ

●1人分：605kcal　塩分量：2.4g　炭水化物：81.6g

**材料(1人分)**

スパゲティ ……………… 80g
玉ねぎ ………… 大1/4個(60g)
エリンギ ……………… 1本(30g)
しめじ類 ……… 1/3パック(30g)
オリーブオイル …… 小さじ1(4g)
ホタテ(水煮缶) …… 小1缶(65g)
A ┌ トマトジュース …… 190ml
　│ 水 ………… 1・1/2カップ(300g)
　│ 塩 ……………… 少量(0.8g)
　└ 顆粒コンソメ …… 少量(1g)
牛乳 …………… 1/2カップ(105g)
とけるチーズ …………… 1枚

**作り方**

1. 玉ねぎは薄切りにし、エリンギは短冊に切る。しめじは石づきを除いて小房にほぐす。
2. 深めのフライパンにオリーブオイルを中火で熱し、1をいためる。
3. 2にホタテ(缶汁ごと)とAを加えて煮立たせる。
4. 沸騰したらスパゲティを半分に折って加え、中弱火で7〜8分加熱する。パスタの太さによってゆで加減を調節する。
5. 牛乳ととけるチーズを加え、フツフツしたら火を止める。

> **ワンポイントアドバイス**
>
> ●沸騰させると牛乳のたんぱく質がかたまってしまうので、沸騰直前で火を止めます。

---

**トマト缶よりジュースが手軽**

スープを作る際には、トマト缶よりもジュースのほうが手軽です。たとえば、アサリのむき身40g、トマトジュース125ml、コンソメスープ1/4カップ、白ワイン大さじ1/2を鍋に入れてひと煮立ちさせ、塩・こしょうで味をととのえれば、トマトチャウダーのできあがり。バジルやオレガノを散らしてもよいでしょう。

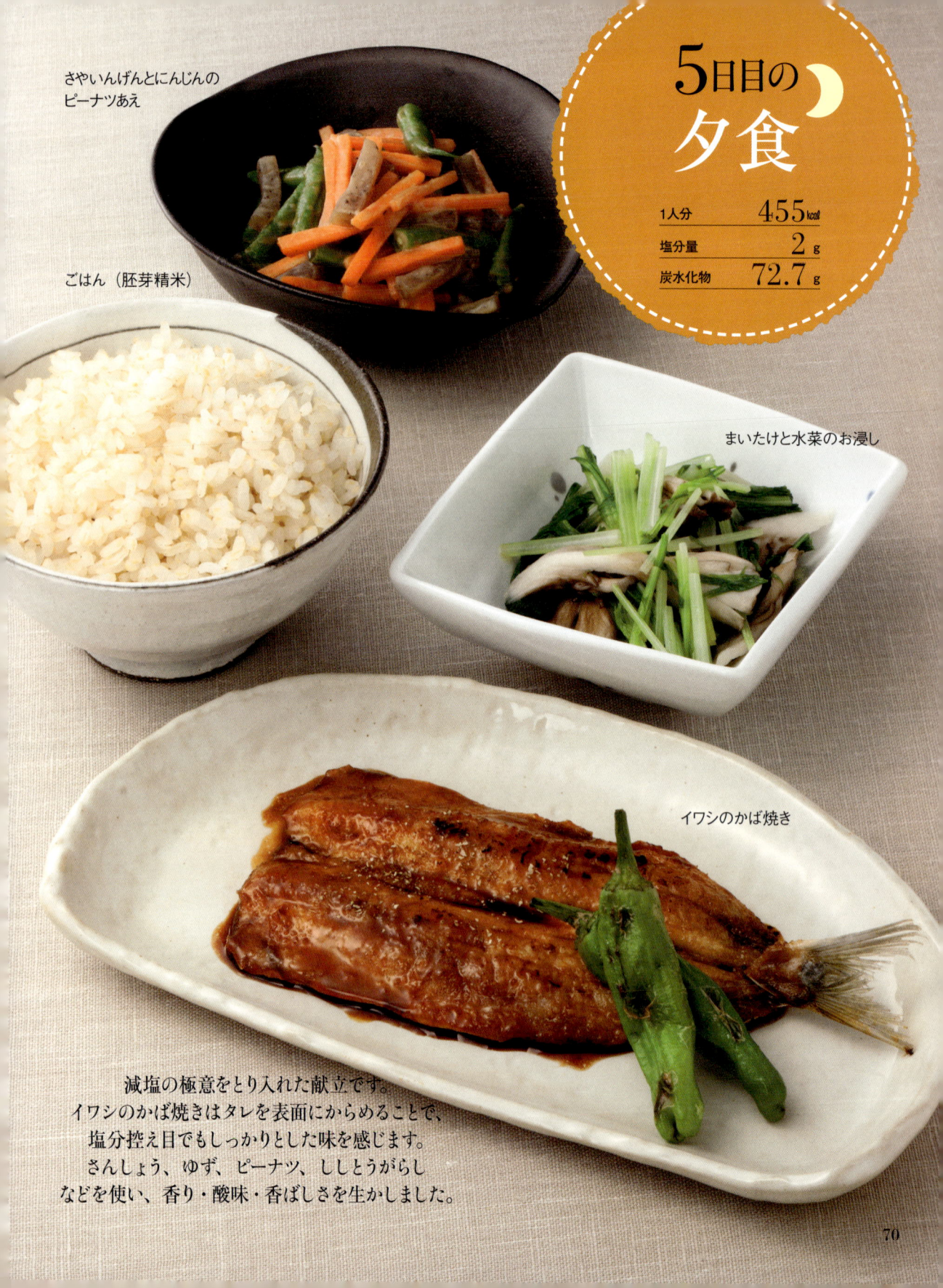

さやいんげんとにんじんの
ピーナツあえ

ごはん（胚芽精米）

## 5日目の
## 夕食

| 1人分 | 455 kcal |
| --- | --- |
| 塩分量 | 2 g |
| 炭水化物 | 72.7 g |

まいたけと水菜のお浸し

イワシのかば焼き

減塩の極意をとり入れた献立です。
イワシのかば焼きはタレを表面にからめることで、
塩分控え目でもしっかりとした味を感じます。
さんしょう、ゆず、ピーナツ、ししとうがらし
などを使い、香り・酸味・香ばしさを生かしました。

## さやいんげんとにんじんのピーナツあえ

- 1人分：63kcal
- 塩分量：0.5g　炭水化物：8.1g

### 材料(1人分)
| | |
|---|---|
| さやいんげん | 小4本(30g) |
| にんじん | 20g |
| こんにゃく | 30g |
| A ピーナツペースト | 小さじ1強(5g) |
| 　砂糖 | 小さじ1(3g) |
| 　しょうゆ | 小さじ½(3g) |
| 　だし | 小さじ1(5g) |

### 作り方
1. さやいんげんはへたと筋を除いて3cm長さに切る。にんじんとこんにゃくは3cm長さの太めの棒状に切る。
2. 1をそれぞれゆでてざるにあげ、水けをきる。混ぜ合わせたAであえる。

> **ワンポイントアドバイス**
> ●ピーナツはごまやくるみにかえてもよいでしょう。ごまやナッツ類には不飽和脂肪酸であるオレイン酸やリノール酸が含まれ、悪玉コレステロールを減らす効果もあります。

---

## まいたけと水菜のお浸し

- 1人分：15kcal
- 塩分量：0.5g　炭水化物：2.7g

### 材料(1人分)
| | |
|---|---|
| まいたけ | ⅓パック(30g) |
| 水菜 | 1株(30g) |
| A だし | 大さじ1(15g) |
| 　ゆずの搾り汁 | 小さじ½(2.5g) |
| 　うす口しょうゆ | 小さじ½(3g) |

### 作り方
1. 水菜は熱湯でさっとゆでて水にとり、水けを絞って3cm長さに切る。同じ湯で小房に分けたまいたけをさっとゆで、ざるにあげる。
2. ボウルにAを合わせ、1をあえる。

> **ワンポイントアドバイス**
> ●水菜のシャキシャキ感を楽しみましょう。よくかむ効果が期待できる一品です。

---

## イワシのかば焼き

- 1人分：126kcal
- 塩分量：1g　炭水化物：7.3g

### 材料(1人分)
| | |
|---|---|
| イワシ | 中1尾(40g) |
| ししとうがらし | 2本(7g) |
| 薄力粉 | 適量 |
| サラダ油 | 小さじ¼(1g) |
| A しょうゆ | 小さじ1(6g) |
| 　みりん | 小さじ⅔(4g) |
| 　砂糖 | 小さじ⅔(2g) |
| 　酒 | 小さじ½(2.5g) |
| 粉さんしょう | 少量 |

### 作り方
1. イワシは頭と内臓を除いて手開きにする。ししとうはところどころ竹串で穴をあける。
2. イワシの水けをふきとり、薄力粉を薄くまぶす。
3. フッ素樹脂加工のフライパンにサラダ油をなじませ、中火で2の両面を色よく焼き、中まで火を通す。ししとうも色づくまで焼く。
4. 3のフライパンをさっと洗い、Aを入れて少し煮詰め、イワシを戻して両面にからめる。
5. イワシに粉さんしょうをふり、ししとうを添える。

> **もっと手軽に**
> ▶イワシは開いてあるものを購入すると便利。アジでもおいしく作れます。

---

## ごはん（胚芽精米）150g

- 1人分：251kcal
- 塩分量：0g　炭水化物：54.6g

常備しておくと便利な

# お役立ち食材&調味料

## 量がもの足りないときに役立つ食材

料理のかさを増やすために、乾燥わかめや冷凍ほうれん草、ゆでたブロッコリーなどをストックしておきましょう。汁物やいため物などに加えると、彩りもよくなり食物繊維量もアップします。こんにゃくやしらたきも賞味期限が長いため、冷蔵庫にストックしておけます。

**主な食材**

乾燥わかめ、冷凍ほうれん草、ゆで野菜、こんにゃく　など

## 小腹がすいたときにつまめる食材

かたく、よくかみしめるような食品は、少量でも満足感がアップします。煮干しや干しサクラエビは、料理にも利用できるので便利です。
少量を小皿に入れて食べるのがコツ。

**主な食材**

いり大豆、するめ、甘くないおやつこんぶ、煮干し、干しサクラエビ　など

## 味がもの足りないときに役立つ食材

塩や油の量が少なく、味にもの足りなさを感じるときは、しょうがやとうがらしなどの香辛料やハーブ類を加えてみましょう。刺激や香りのアクセントが加わることでしっかりした味に感じます。柑橘類は、レモン果汁、ゆずこしょうなどでストックしてくと、保存がききます。

**主な食材**

しょうが、とうがらし、ごま、ハーブ類、レモン、ゆず　など

## 買いだめしておくと重宝する食材

ホタテ水煮缶、サバ水煮缶、ノンオイルのツナ缶、魚肉ソーセージなどは、いため物、スープ、煮物、あえ物など、何にでも利用できます。魚は毎日とりたい食材のひとつですが、毎日生を購入し調理するのはハードルが高いもの。でもこれらの食品は長期保存ができ、取り扱いが簡単です。

**主な食材**

魚介類の缶詰め、魚肉ソーセージ　など

第 3 章

# 組み合わせて使える
# 一品料理

献立にマンネリを感じたときに、
おやつやおつまみに何を食べていいか迷ったときに、
役立つおいしくて手軽なレシピです。
アドバイス欄も参考に、料理の幅を広げてみましょう。

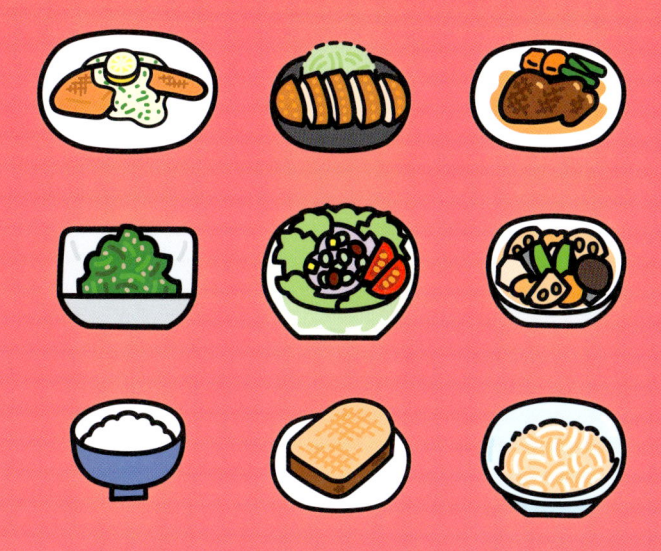

**肉のおかず**

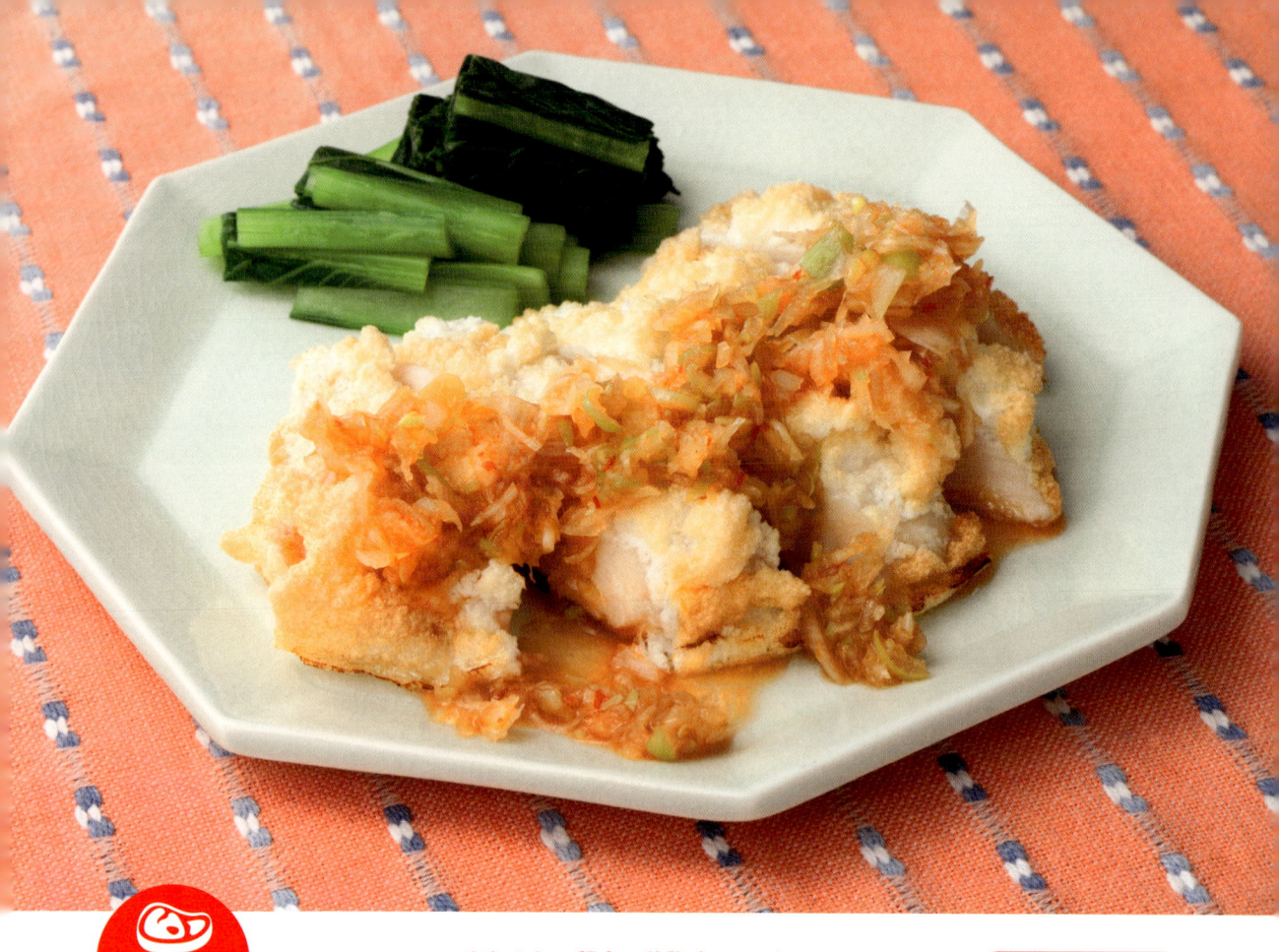

ふわふわの卵白で鶏胸肉がしっとり

# 鶏胸肉のあわ雪焼き ねぎソース

| 1人分 | 145 kcal |
| 塩分量 | 1.6 g |
| 炭水化物 | 11.8 g |

## 材料(1人分)

- 鶏胸肉(皮なし) ……… 60g
- あら塩 ……… 少量(0.8g)
- 酒 ……… 小さじ1(5g)
- 卵白 ……… ½個分
- 薄力粉 ……… 適量
- 小松菜 ……… 1株(30g)
- ねぎソース
  - ねぎ ……… 15cm(40g)
  - しょうゆ ……… 小さじ1(6g)
  - 酢 ……… 小さじ1(5g)
  - 砂糖 ……… 小さじ⅔(2g)
  - ごま油 ……… 小さじ½(2g)
  - 豆板醤 ……… 小さじ¼(1.5g)

## 作り方

1. 鶏肉は厚みのあるところは包丁を入れ、観音開きにして形を整える。あら塩・酒をまぶして15〜20分おく。
2. 卵白はしっかりと泡立てておく。
3. 肉の汁けをふきとり、薄力粉を薄くつけ、2の衣をたっぷりからませる。180℃に熱したオーブンで15分焼き、食べやすい大きさに切る。
4. 小松菜はたっぷりの熱湯でゆで、水にとって冷ます。水けを絞って3cm長さに切る。
5. ねぎはみじん切りにし、残りのソースの材料と混ぜ合わせる。
6. 器に鶏肉と小松菜を盛り、ねぎソースをかける。

### ワンポイントアドバイス

● 卵白はつのが立つくらいまで泡立てます。

● 卵白の衣が残ったときは、鶏肉の上からかけると、よりふわふわ感が楽しめます。

第3章 組み合わせて使える一品料理 肉のおかず

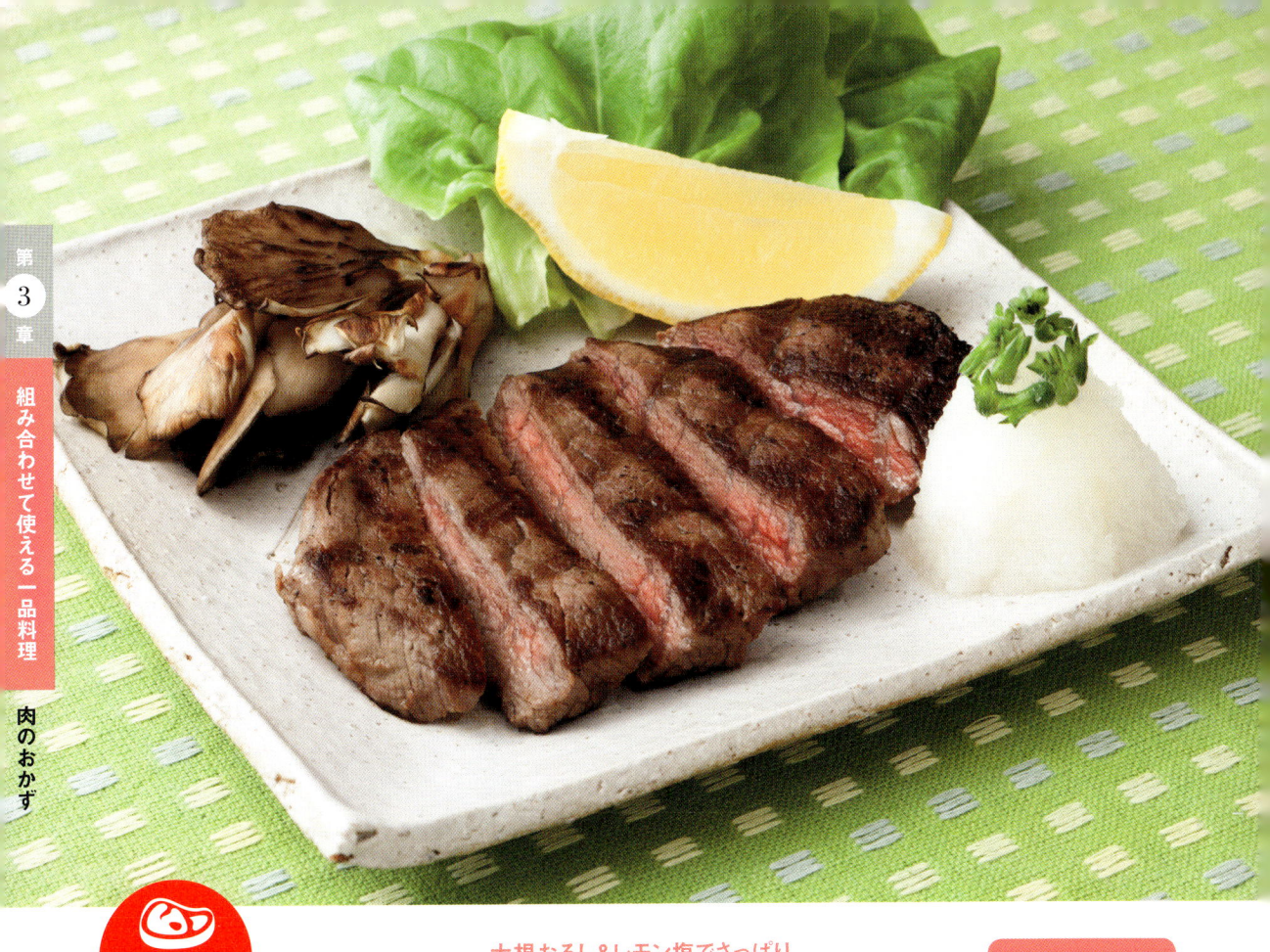

### 大根おろし&レモン塩でさっぱり
# 牛肉の網焼きおろしだれ

| 1人分 | 132 kcal |
| --- | --- |
| 塩分量 | 1.7 g |
| 炭水化物 | 4.9 g |

**材料(1人分)**
- 牛ヒレ肉 …………… 60g
- 塩 …………… 少量(0.8g)
- こしょう …………… 少量(0.3g)
- まいたけ …………… ¼パック(25g)
- 大根 …………… 2cm(70g)
- A ┌ 塩 …………… 少量(0.8g)
　　└ レモン汁 …………… 少量(5g)
- レモン(くし形切り) …………… 適量
- サラダ菜 …………… 適量
- しその実(穂じそ) …………… 適量

**作り方**
1. 牛ヒレ肉は常温にもどし、塩・こしょうをする。よく熱した焼き網またはグリルパンで両面を色よく焼き、少しおいてから食べやすく切る。まいたけは粗くほぐし、同様に焼く。
2. 大根はすりおろし、Aで調味する。
3. 1・レモン・サラダ菜を器に盛り、2にしその実を散らして添える。

**ワンポイントアドバイス**
- 下味に塩麹を使うと、肉がやわらかく仕上がります。
- 好みですりおろしたわさびを添えると、肉のおいしさがいっそう引き立ちます。

## ささ身のバジルパン粉焼き

パン粉がささ身の水分を閉じ込めジューシーに

1人分 220 kcal
塩分量 1.3 g
炭水化物 14.6 g

### 材料(1人分)

- 鶏ささ身 …………… 2本(60g)
- 生パン粉 …………… 15g
- オリーブオイル・小さじ1強(5g)
- 塩 ………………… 少量(0.5g)
- こしょう ………… 少量(0.3g)
- バジル(生) ………… 大2枚
- 薄力粉 ……… 大さじ½(4.5g)
- とき卵 ……… ¼個分(12.5g)
- ソース
  - トマト ……………… 50g
  - 玉ねぎ(みじん切り)
    ………………… 大さじ½
  - 粒入りマスタード … 小さじ¼
  - 塩 ……………… 少量(0.5g)
  - こしょう ……… 少量(0.3g)
- レモン(くし形切り) …… ⅛個
- クレソン ……………… 5g

### 作り方

1. 生パン粉とオリーブオイルを混ぜ、180℃に熱したオーブンで薄いきつね色になるまで焼き、冷ましておく。
2. ささ身は筋を除き、観音開きにして厚みを均一にする。塩・こしょうをふり、バジルをのせる。薄力粉・とき卵・**1**のパン粉の順に衣をつけ、180℃に熱したオーブンで7〜8分焼く。
3. トマトは種を除いて5mm角に切り、残りのソースの材料と混ぜ合わせる。
4. ささ身に**3**をかけ、レモン・クレソンを添える。

### ワンポイントアドバイス

- フランパンで焼く場合は、オイルスプレーとフッ素樹脂加工のフライパンを使って、極力油の使用を控えて。
- オーブンでゆっくり加熱することで、ささ身がしっとりします。

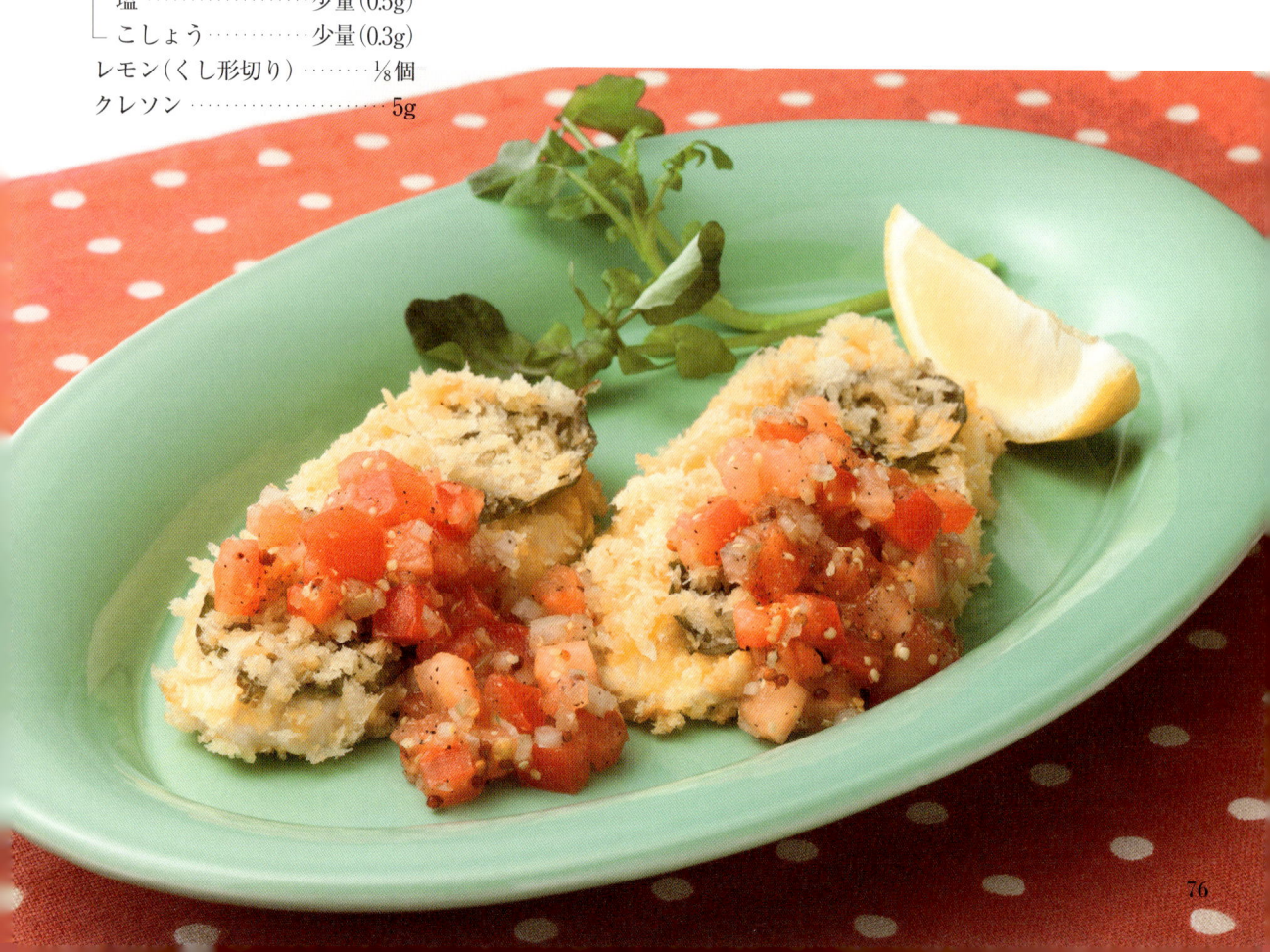

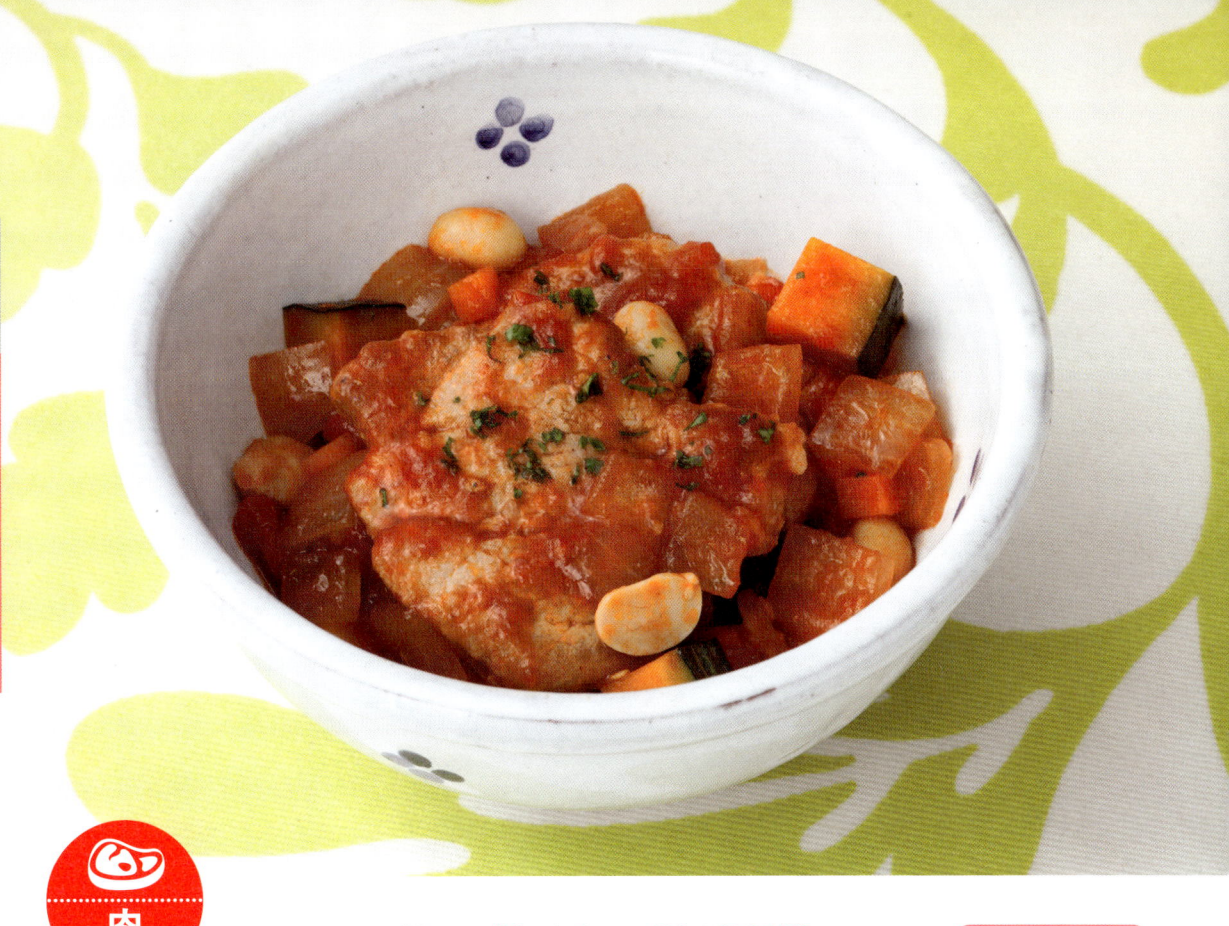

第3章 組み合わせて使える一品料理 肉のおかず

### 肉のおかず

ボリューム感たっぷりのアメリカの家庭料理

# ポークビーンズ

| 1人分 | 179 kcal |
| 塩分量 | 1.4 g |
| 炭水化物 | 12.5 g |

### 材料(1人分)

- 豚ヒレ肉 ……………… 60g
- 塩 ……………… 少量(0.8g)
- こしょう ……………… 少量(0.3g)
- にんにく(すりおろす) …… 少量
- にんじん ……………… 10g
- 玉ねぎ ……………… 20g
- かぼちゃ ……………… 20g
- サラダ油 …… 小さじ¾(3g)
- 大豆(ゆでる) ……………… 20g
- A
  - カットトマト缶 …… 50g
  - トマトケチャップ …… 小さじ½(2.5g)
  - 水 …… ¼カップ(50g)
  - 固形ブイヨン …… ¼個(1g)
- パセリ(みじん切り) …… 少量

### 作り方

1. 豚ヒレ肉は半分に切り、肉たたきでたたいてのばし、塩・こしょう・にんにくで下味をつける。
2. にんじんは5mmの角切り、玉ねぎとかぼちゃは1cmの角切りにする。
3. フライパンにサラダ油を中火で熱し、1の両面が色づくまで焼き、2を加えていためる。
4. 3に大豆とAを加えて混ぜ、ふたをしてやわらかくなるまで弱めの中火で煮込む。
5. 器に盛り、パセリをふる。

**もっと手軽に**
▶ 大豆はゆで大豆40gを使うと、調理時間を短縮できて便利です。

**ワンポイントアドバイス**
● にんにくを使ってしっかり下味をつけることで、オイル控えめでもおいしく食べられます。

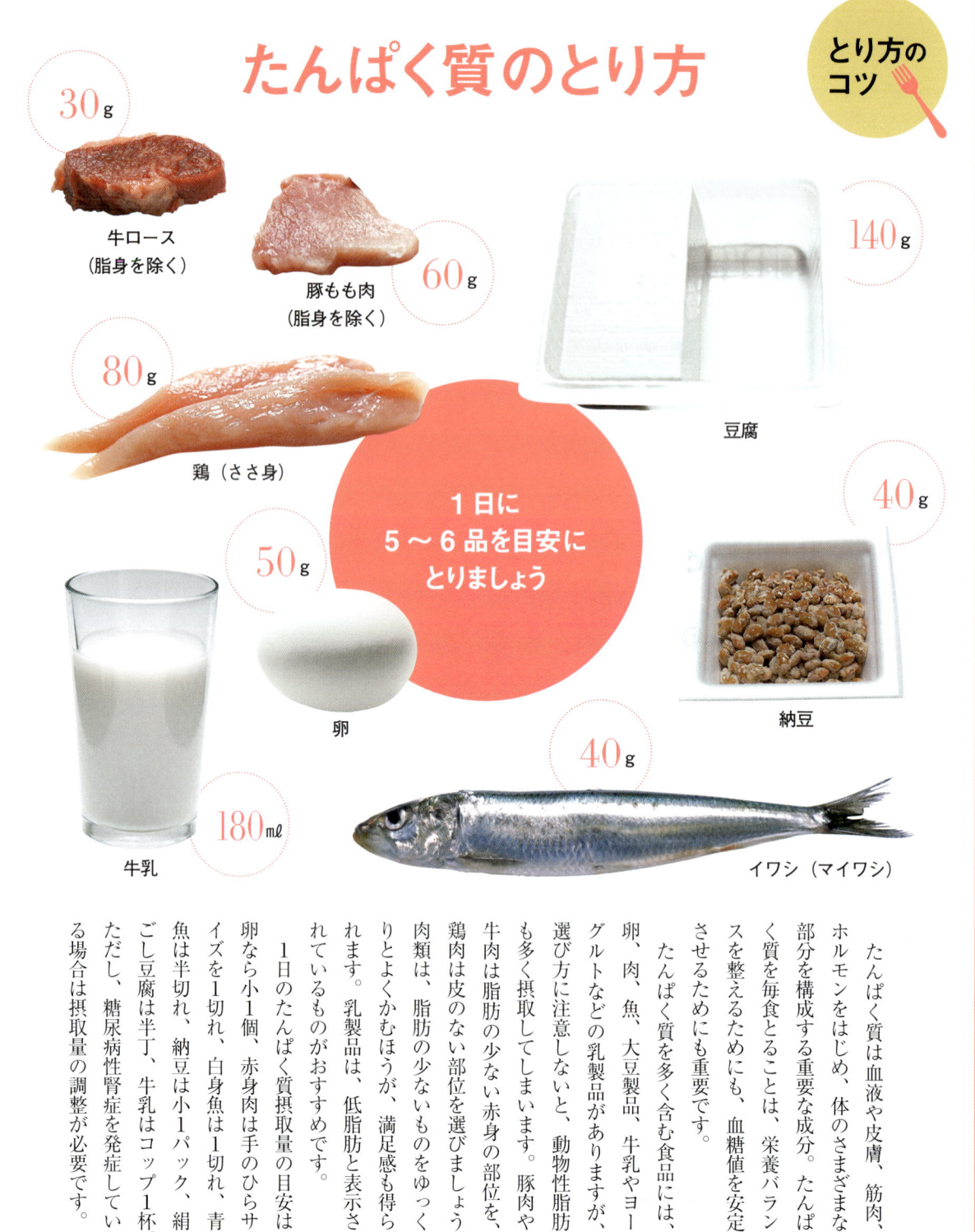

# たんぱく質のとり方

とり方のコツ

- 牛ロース（脂身を除く） 30g
- 豚もも肉（脂身を除く） 60g
- 豆腐 140g
- 鶏（ささ身） 80g
- 納豆 40g
- 卵 50g
- 牛乳 180ml
- イワシ（マイワシ） 40g

**1日に5〜6品を目安にとりましょう**

たんぱく質は血液や皮膚、筋肉、ホルモンをはじめ、体のさまざまな部分を構成する重要な成分。たんぱく質を毎食とることは、栄養バランスを整えるためにも、血糖値を安定させるためにも重要です。

たんぱく質を多く含む食品には、卵、肉、魚、大豆製品、牛乳やヨーグルトなどの乳製品がありますが、選び方に注意しないと、動物性脂肪も多く摂取してしまいます。豚肉や牛肉は脂肪の少ない赤身の部位を、鶏肉は皮のない部位を選びましょう。肉類は、脂肪の少ないものをゆっくりとよくかむほうが、満足感も得られます。乳製品は、低脂肪と表示されているものがおすすめです。

1日のたんぱく質摂取量の目安は、卵なら小1個、赤身肉は手のひらサイズを1切れ、白身魚は1切れ、青魚は半切れ、納豆は小1パック、絹ごし豆腐は半丁、牛乳はコップ1杯。

ただし、糖尿病性腎症を発症している場合は摂取量の調整が必要です。

78

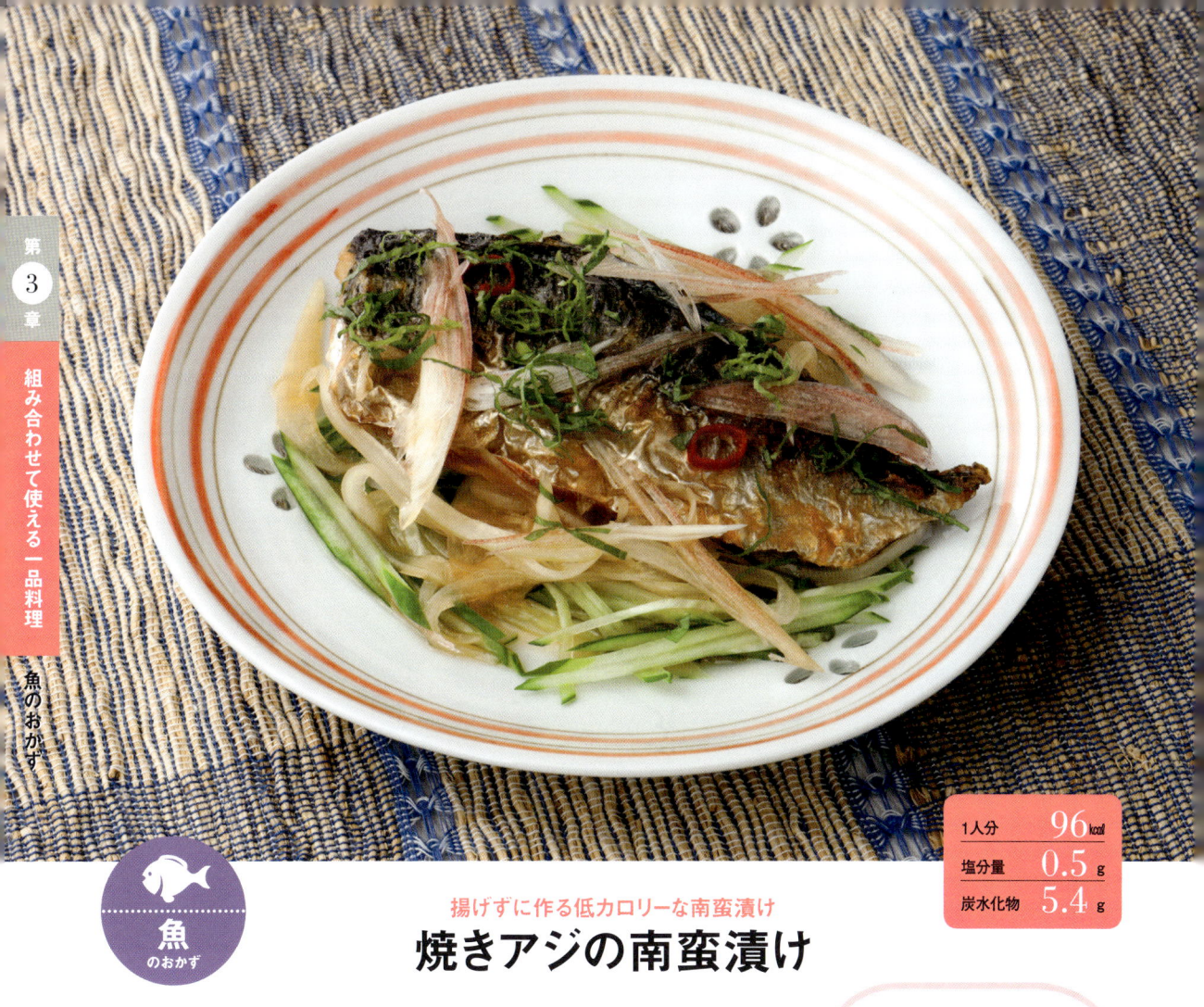

第3章 組み合わせて使える一品料理・魚のおかず

| 1人分 | 96 kcal |
|---|---|
| 塩分量 | 0.5 g |
| 炭水化物 | 5.4 g |

**魚のおかず**

揚げずに作る低カロリーな南蛮漬け

# 焼きアジの南蛮漬け

### 材料(1人分)
- アジの三枚おろし‥中½尾(60g)
- 玉ねぎ……………………20g
- A
  - しょうゆ……小さじ⅔(4g)
  - 酢…………小さじ1強(6g)
  - 砂糖………小さじ1強(4g)
- 赤とうがらし……………少量
- きゅうり………………⅕本(20g)
- みょうが………………1個(10g)
- 青じそ……………………1枚

### 作り方
1. 玉ねぎは薄切りにして5分ほど水にさらし、A・とうがらしと合わせておく。
2. アジは魚焼きグリルで両面色よく焼き、熱いうちに1に漬け、ときどき返して味をしみ込ませる。
3. きゅうりはせん切りにして器に盛り、2をのせ、みょうがと青じそのせん切りを彩りよく盛る。

### 薬味やつけ合わせをたっぷりと
南蛮漬けは、たっぷりの野菜や薬味もとれる便利な調理法。揚げないので、たれがよくしみた野菜も安心して食べられます。

### ワンポイントアドバイス
- アジはイワシの三枚おろしや、サバの切り身にかえてもよいでしょう。

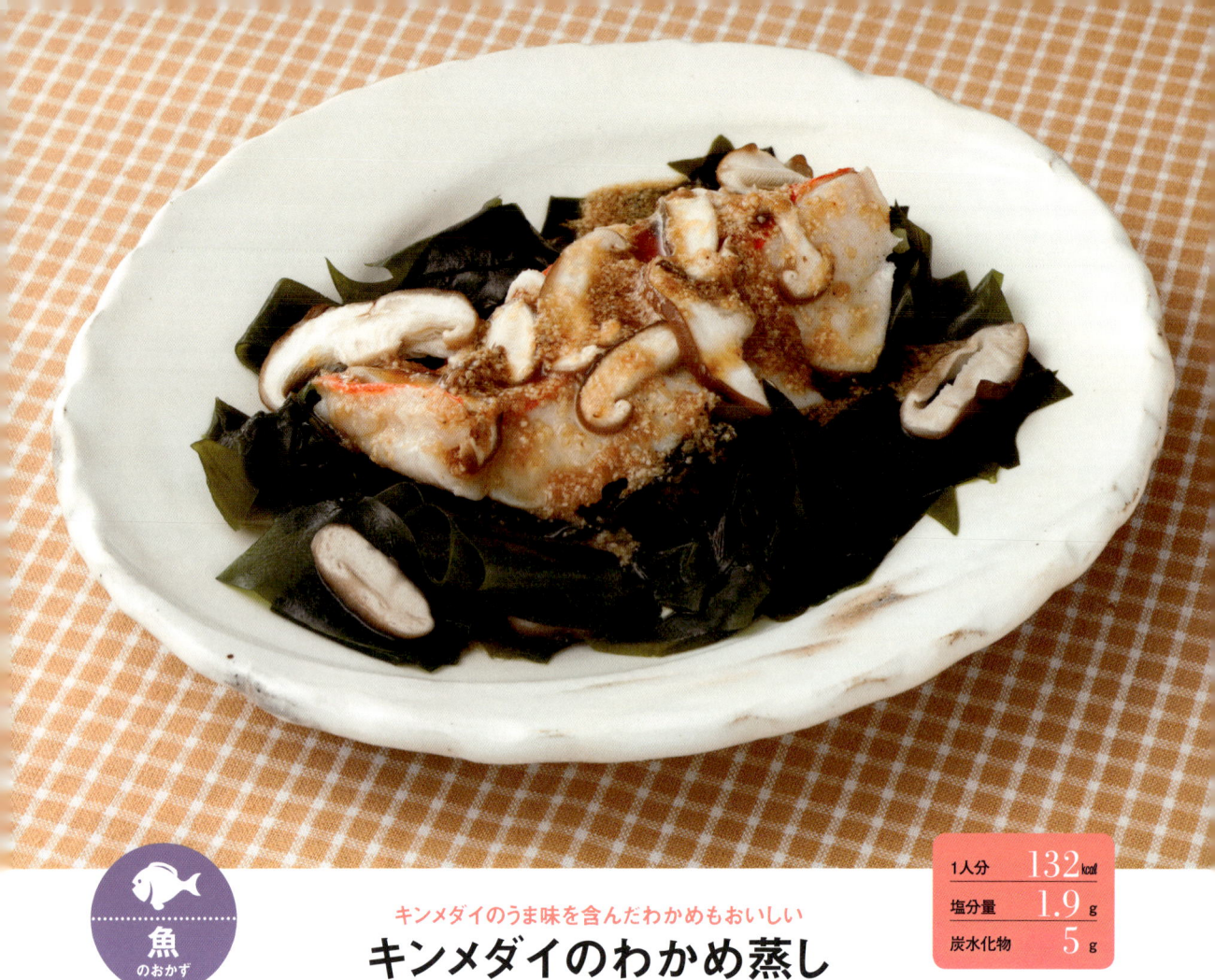

### キンメダイのうま味を含んだわかめもおいしい
# キンメダイのわかめ蒸し

| | |
|---|---|
| 1人分 | 132 kcal |
| 塩分量 | 1.9 g |
| 炭水化物 | 5 g |

**材料(1人分)**
- キンメダイ……… 小1切れ(60g)
- 塩………………… 少量(0.8g)
- こしょう………… 少量(0.3g)
- 塩蔵わかめ(もどす)……… 25g
- 生しいたけ……… 大1枚(20g)
- 酒………………… 小さじ2弱(8g)
- A
  - すり白ごま…… 小さじ1(3g)
  - ポン酢しょうゆ
    ……………… 大さじ1(15g)
  - レモン汁… 小さじ½(2.5g)

**作り方**
1. キンメダイは塩・こしょうをふって下味をつける。
2. わかめは一口大に切り、しいたけは石づきを除いて薄切りにする。
3. 耐熱容器にわかめを敷き、上に1・しいたけを並べ、酒をふって蒸気の上がった蒸し器で7～8分強火で蒸す。
4. 器に3を盛り、混ぜ合わせたAをかける。

### もっと手軽に
▶ 蒸す代わりに電子レンジで加熱するとより簡単に作れます。

### ワンポイントアドバイス
- ポン酢に市販のごまだれを加えてもおいしくいただけます。
- 季節により生わかめを使うと、旬の味が楽しめます。
- わかめとしいたけの組み合わせで、カルシウムと食物繊維が豊富にとれます。

第3章 組み合わせて使える一品料理 魚のおかず

## サバの和風トマト煮

サバの臭みをトマトが消して食べやすい味に

| | |
|---|---|
| 1人分 | 174 kcal |
| 塩分量 | 1.9 g |
| 炭水化物 | 12.2 g |

### 材料(1人分)

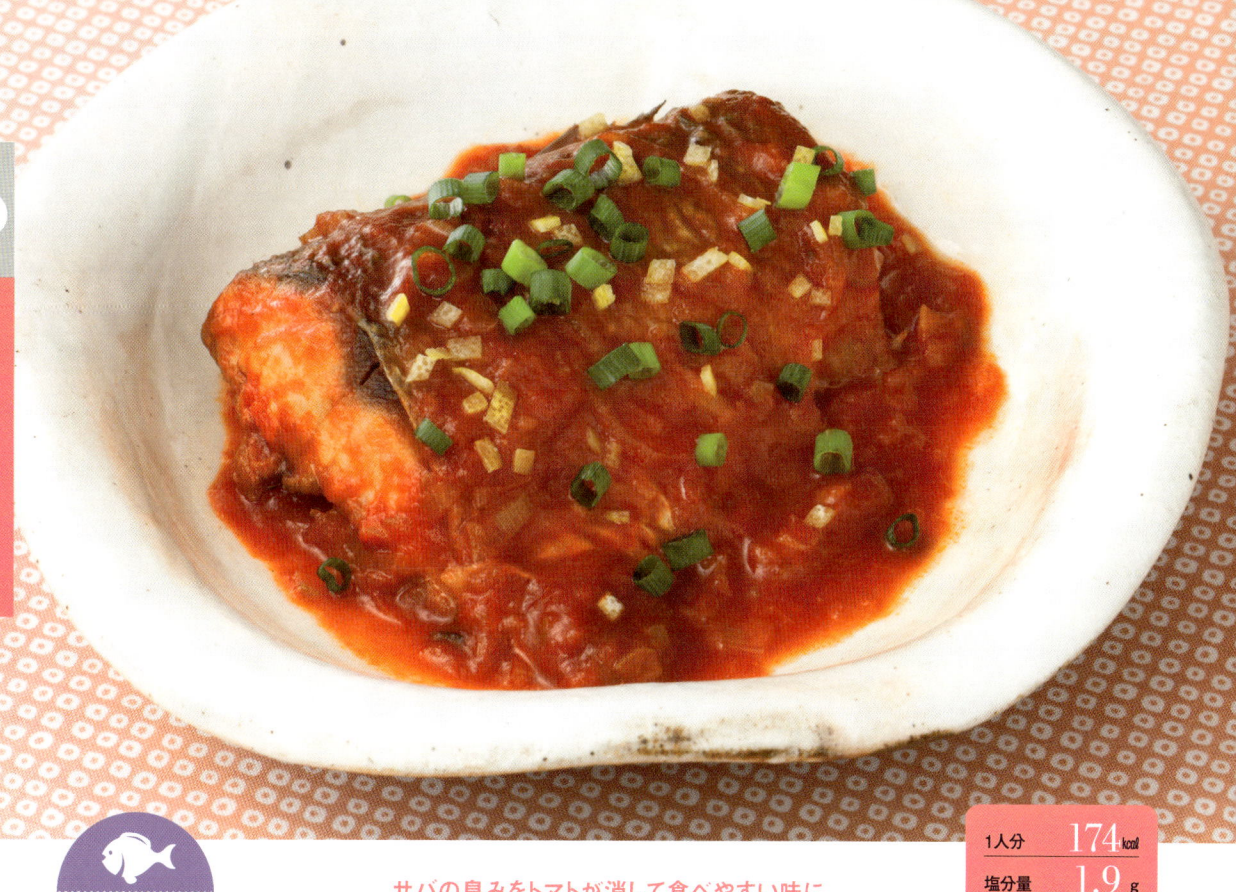

- サバ　　　　　　　小1切れ(60g)
- カットトマト缶　　　　½カップ
- 塩　　　　　　　　　少量(0.8g)
- 薄力粉　　　　　　　　　適量
- 酒　　　　　　　大さじ1½(22.5g)
- ねぎ(みじん切り)　　　　大さじ1½
- しょうゆ　　　　　　小さじ1(6g)
- 砂糖　　　　　　　小さじ½(1.5g)
- あさつき　　　　　　　2本(5g)
- ゆずの皮　　　　　　　　少量

### 作り方

1. カットトマト缶はざる等で裏ごしする。
2. サバは塩をふってしばらくおき、キッチンペーパーで水けをふきとり、薄力粉を薄くつける。
3. フッ素樹脂加工のフライパンを中火で熱し、サバの皮目を色よく焼いて返し、酒をふる。
4. 色づいたら再び返してねぎを全体にふり、1・しょうゆ・砂糖を加え、約10分煮る。
5. 小口切りにしたあさつき・みじん切りにしたゆずの皮をふる。

### リコピンの効果に注目

トマトの赤い色素・リコピンには、動脈硬化の予防効果があります。加熱して加工したほうが吸収されやすいともいわれているので、トマト缶をはじめ加工食品をうまく利用しましょう。

### ワンポイントアドバイス

● 完熟トマトを使うと、風味がいちだんとアップします。

## 魚のおかず

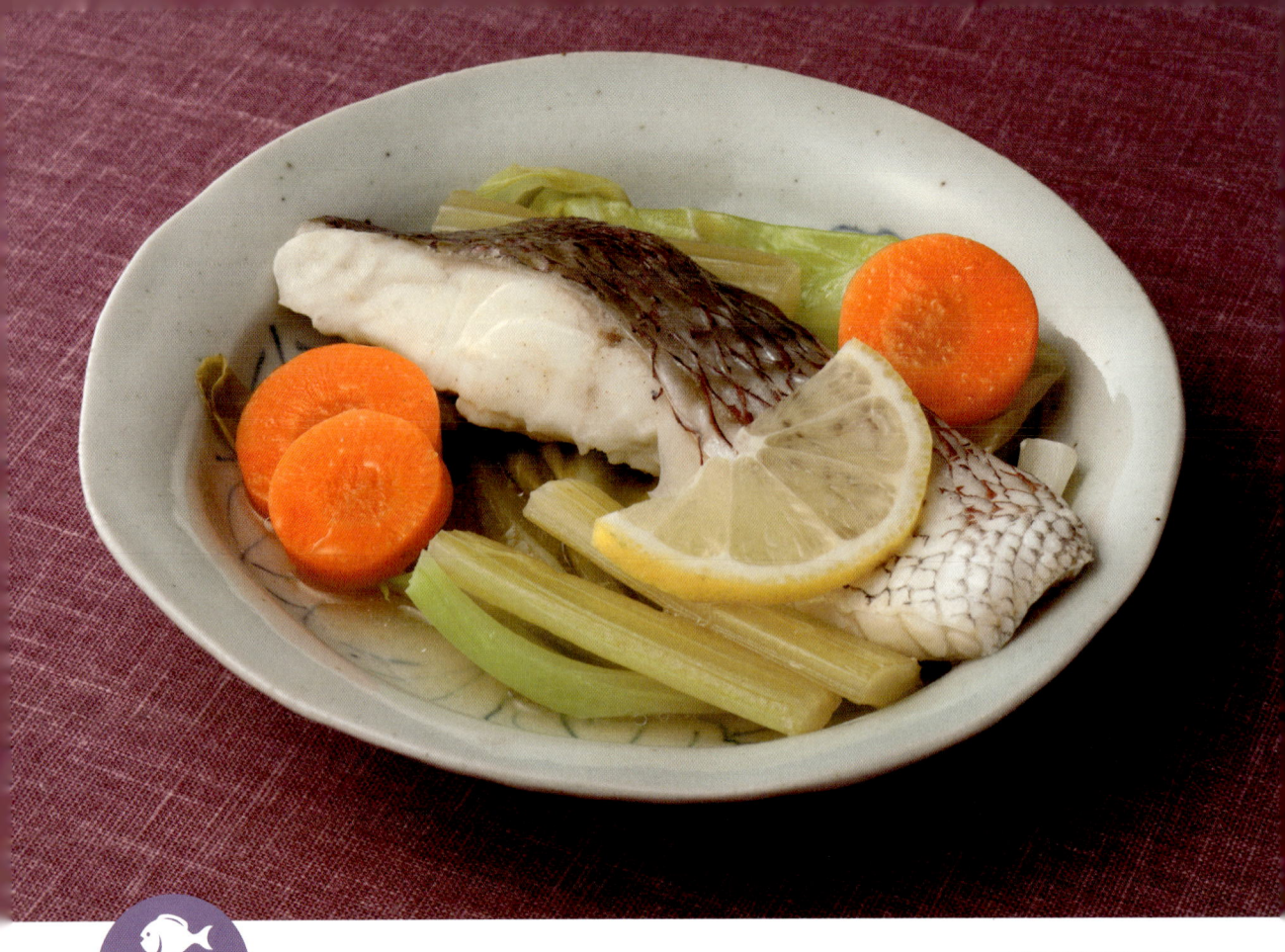

マダイを使ったポトフのような、ほっとする味

# マダイの野菜煮

| 1人分 | 169 kcal |
| --- | --- |
| 塩分量 | 1.7 g |
| 炭水化物 | 7.5 g |

### 材料(1人分)

- マダイ……………1切れ(70g)
- 塩………………………少量(0.8g)
- こしょう………………少量(0.3g)
- キャベツ…………………1枚(50g)
- にんじん……………………20g
- セロリ………………1/3本(30g)
- A
  - ローリエ………………適量
  - 白ワイン・大さじ1 1/2(22.5g)
  - 水………………1/4カップ(50g)
  - 固形コンソメ………1/4個(1g)
  - 塩………………………少量(0.8g)
  - こしょう…………………少量(0.3g)
- レモンの薄切り………………1/2枚

### 作り方

1. マダイは水けをふきとり、塩・こしょうをする。
2. キャベツは半分に切り、にんじんは皮をむいて5mm厚さの輪切りにし、セロリは筋を除いて6〜7cm長さに切る。
3. 厚手のなべをさっと洗い、キャベツ1枚を広げて入れ、1・にんじん・セロリを入れ、残りのキャベツをのせ、Aを入れてふたをして強火にかける。
4. 煮立ったら弱火で7〜8分煮、塩・こしょうで調味し、火を止める。
5. 器に4を盛り、レモンをのせる。

### ワンポイントアドバイス

- コンソメで煮込んでいるので、さっぱりとしていて食べやすく、煮魚が苦手な人にもおすすめです。
- マダイはタイやヒラメなど、旬の白身魚にかえてもよいでしょう。

第3章 組み合わせて使える一品料理 / 野菜のおかず

## 野菜のおかず

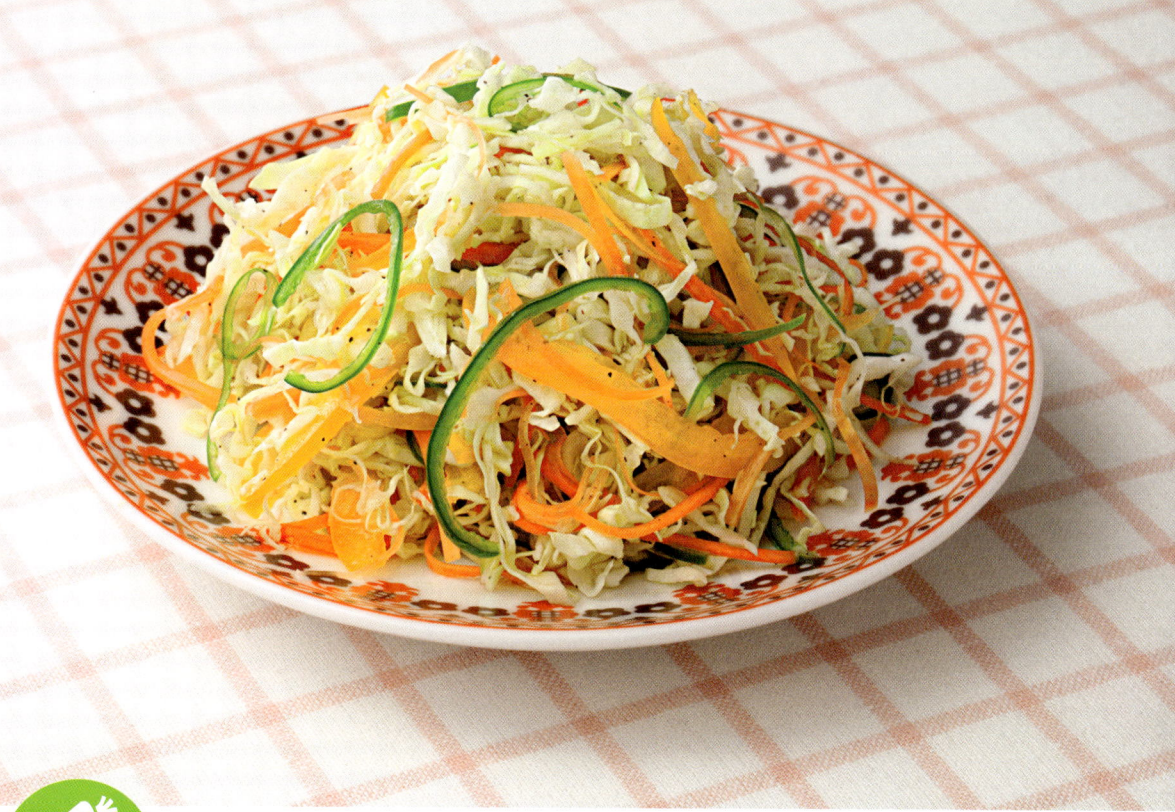

**シャキシャキの食感が楽しいさっぱりサラダ**

# キャベツとにんじんのサラダ

| 1人分 | 59 kcal |
| --- | --- |
| 塩分量 | 0.7 g |
| 炭水化物 | 7.2 g |

### 材料(1人分)

| | |
| --- | --- |
| キャベツ | 1枚(50g) |
| にんじん | 20g |
| ピーマン | 1/3個(10g) |
| パプリカ | 1/5個(30g) |
| 塩 | 0.7g |
| こしょう | 少量(0.3g) |
| ワインビネガー | 小さじ1(5g) |
| オリーブオイル | 小さじ3/4(3g) |

＊ワインビネガーの代わりに酢でもよい。

### 作り方

1. 野菜はそれぞれせん切りにし、ボウルに入れて塩・こしょうをふり、混ぜ合わせる。
2. ワインビネガーとオリーブオイルをよく混ぜ、1にまわしかける。

### ワンポイントアドバイス

● シンプルなサラダなので、好みの野菜をせん切りにして加え、アレンジを楽しみましょう。

● レモンや青じそ、ハーブ類で風味をプラスしてもOKです。

**野菜のおかず**

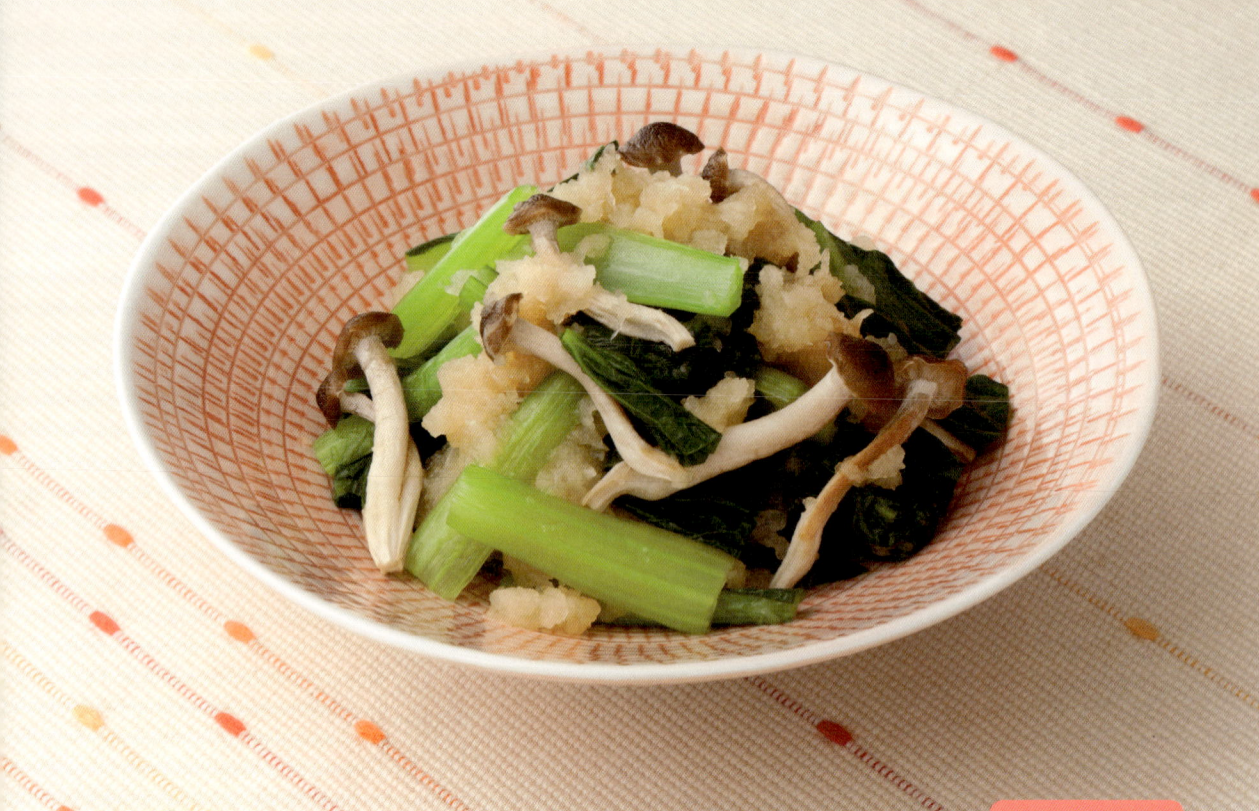

たれを混ぜたおろしでしっかり味つけ
# しめじと小松菜のおろしあえ

| 1人分 | 36 kcal |
|---|---|
| 塩分量 | 1.5 g |
| 炭水化物 | 7.6 g |

**材料(1人分)**

- しめじ類……… 1/5パック(20g)
- 塩 ……………… 少量(0.5g)
- 小松菜 ………… 1/4束(70g)
- 大根 …………… 3cm(90g)
- A
  - 酢 ………… 大さじ1/2(7.5g)
  - しょうゆ …… 小さじ1/2(3g)
  - 砂糖 ……… 小さじ1/4(0.7g)
  - 塩 ………… 少量(0.5g)

**作り方**

1 しめじは石づきを除いて小房にほぐしてアルミホイルにのせ、オーブントースターやグリルで色づくまで焼き、塩をふる。
2 小松菜はたっぷりの湯でゆで、冷水にとり、水けを絞って3〜4cm長さに切る。
3 大根はすりおろし、軽く水けをきってAと合わせる。
4 1と2を3であえる。

**あえ物のアイディアいろいろ**

あえ物は時間も手間もかからないので、レパートリーが多いと糖尿病の献立作りに便利。塩こんぶであえるこんぶあえ、ゆずと塩でゆず香あえ、ごま油としょうゆでナムル風などもおすすめです。

**もっと手軽に**

▶ 小松菜は冷凍の青菜でもOKです。
▶ 小松菜やしめじはゆでずに電子レンジで加熱してもよいでしょう。

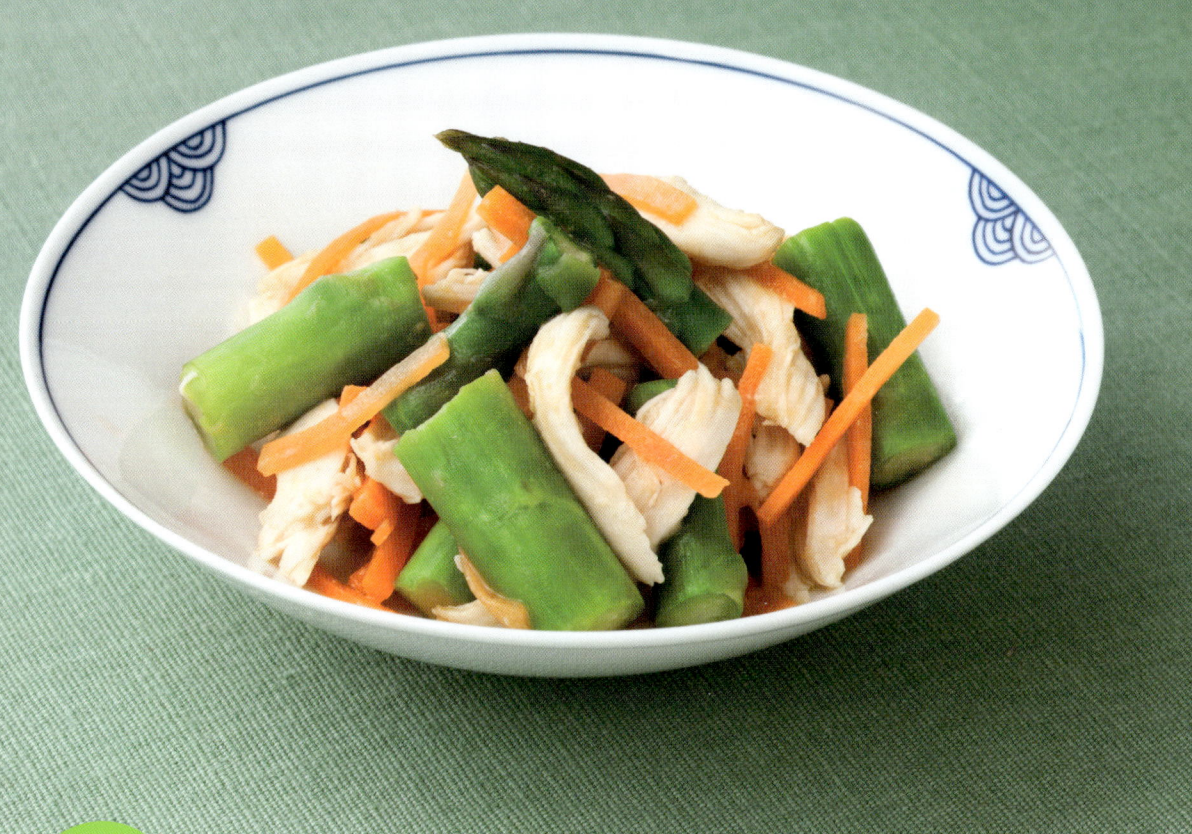

第3章 組み合わせて使える一品料理　野菜のおかず

## アスパラガスとにんじんのからし酢みそあえ

みそのコクとからしの刺激が食欲をそそる

| 1人分 | 52 kcal |
| --- | --- |
| 塩分量 | 0.6 g |
| 炭水化物 | 6 g |

### 材料(1人分)

- グリーンアスパラガス ……… 2本(30g)
- にんじん ……… 20g
- 鶏ささ身 ……… 小1/2本(20g)
- A
  - 練りからし ……… 少量
  - みそ ……… 小さじ2/3(4g)
  - 砂糖 ……… 小さじ2/3(2g)
  - 酢 ……… 小さじ1弱(4g)

### 作り方

1. グリーンアスパラガスは根元のかたい部分とはかまを除き、3cm長さに切り、塩少量(分量外)を入れた湯で色よくゆで、ざるにあげる。にんじんは3cm長さの細切りにし、さっとゆでてざるにあげる。
2. 鶏ささ身は筋を取り、耐熱容器にのせて酒少量(分量外)をふり、ラップをふんわりかけ、電子レンジで約1分加熱して火を通す。冷めたら手で裂く。
3. Aを混ぜ合わせ、1と2を加えてあえる。

#### もっと手軽に

▶鶏ささ身はノンオイルのツナ缶でも代用できます。

#### ワンポイントアドバイス

●グリーンアスパラガスはブロッコリーにかえてもおいしくできます。

**野菜**のおかず

見慣れたピーマンもナンプラーで東南アジア風
# 三色ピーマンの エスニックおかかあえ

| 1人分 | 26 kcal |
| --- | --- |
| 塩分量 | 1.1 g |
| 炭水化物 | 4.5 g |

### 材料(1人分)
- ピーマン ……………… 2/3個(20g)
- 赤パプリカ …………… 2/3個(20g)
- 黄パプリカ …………… 2/3個(20g)
- A
  - 削りガツオ …… 1/2袋(1.5g)
  - レモン汁 ……… 大さじ1/2(7.5g)
  - ナンプラー …… 小さじ1弱(5g)

### 作り方
1. ピーマン・赤パプリカ・黄パプリカはそれぞれ縦1cm幅に切る。
2. 1をアルミホイルに並べ、オーブントースターで焼き色がつくまで焼く。
3. 2をAであえる。

**ワンポイントアドバイス**
- ナンプラーの香りが苦手な人は、しょうゆでもOKです。

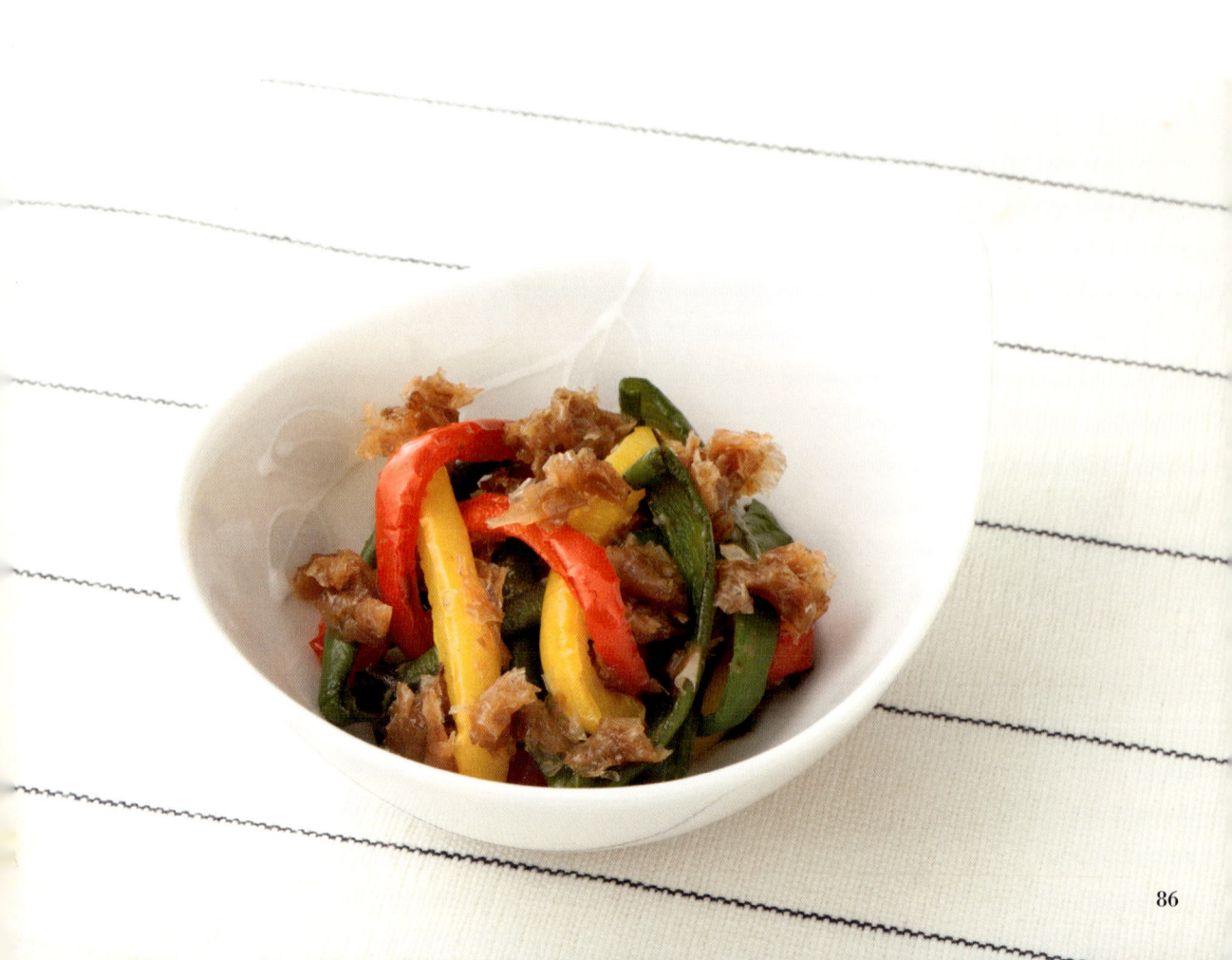

## 春菊のからしあえ

爽やかな香りとからしの刺激のハーモニー

**野菜のおかず**

| | |
|---|---|
| 1人分 | 23 kcal |
| 塩分量 | 0.7 g |
| 炭水化物 | 4.5 g |

### 材料(1人分)

- 春菊 …………… ¼束(50g)
- えのきたけ ……… ⅕袋(20g)
- にんじん ………………… 5g
- A
  - だし …… 大さじ1½(22.5g)
  - しょうゆ …… 小さじ⅔(4g)
  - 練りからし ………… 少量
- 刻みのり ………………… 少量

### 作り方

1. 春菊とえのきたけは4cm長さに切り、それぞれゆで、ざるにあげて水けをきる。
2. にんじんは4cm長さの少し太めの細切りにし、ゆでてざるにあげる。
3. 1と2をAであえて器に盛り、刻みのりをあしらう。

### ワンポイントアドバイス

- 春菊は菜の花や、つるむらさきなど季節の緑黄色野菜にかえると旬の味が楽しめます。

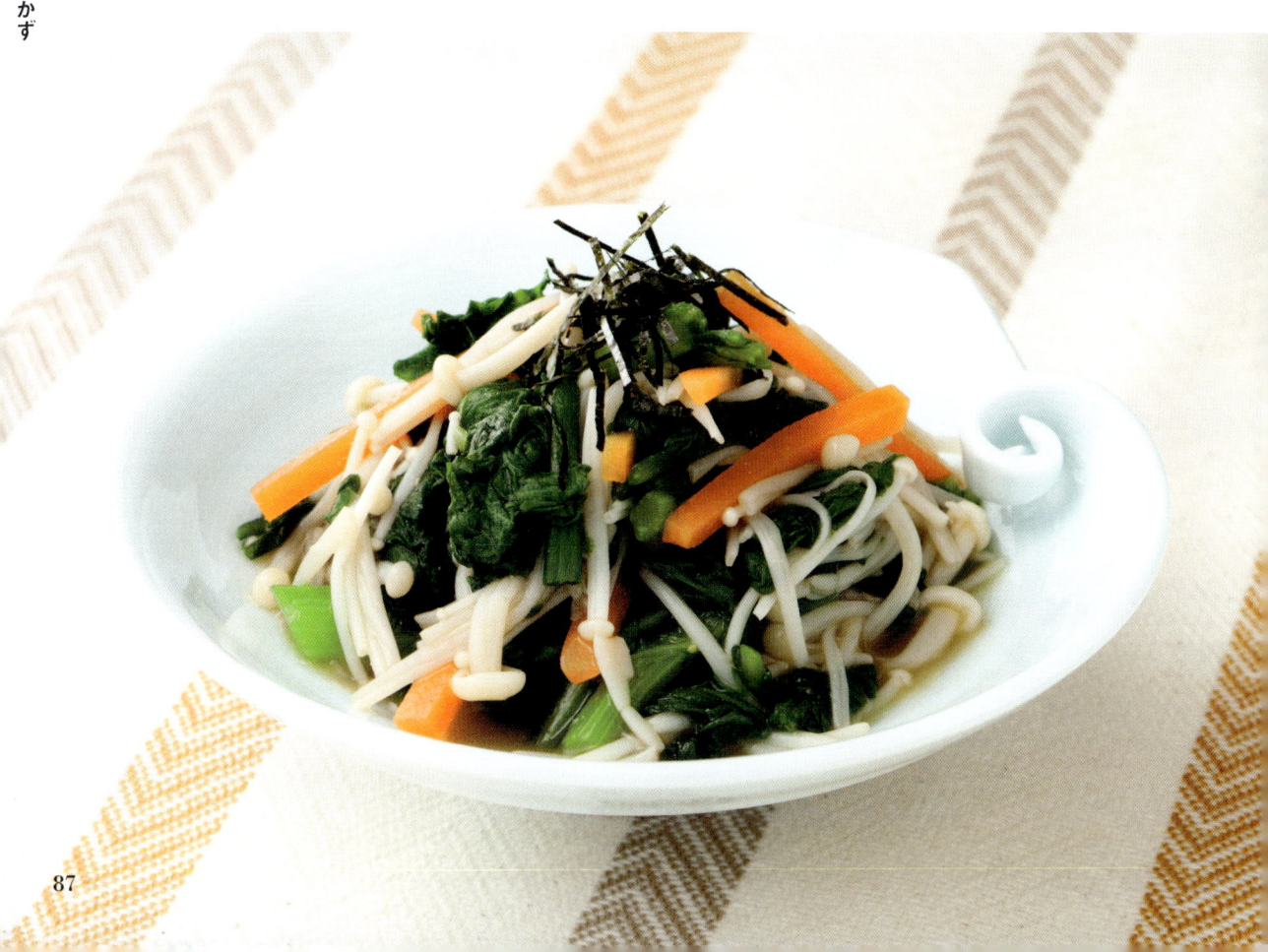

**野菜のおかず**

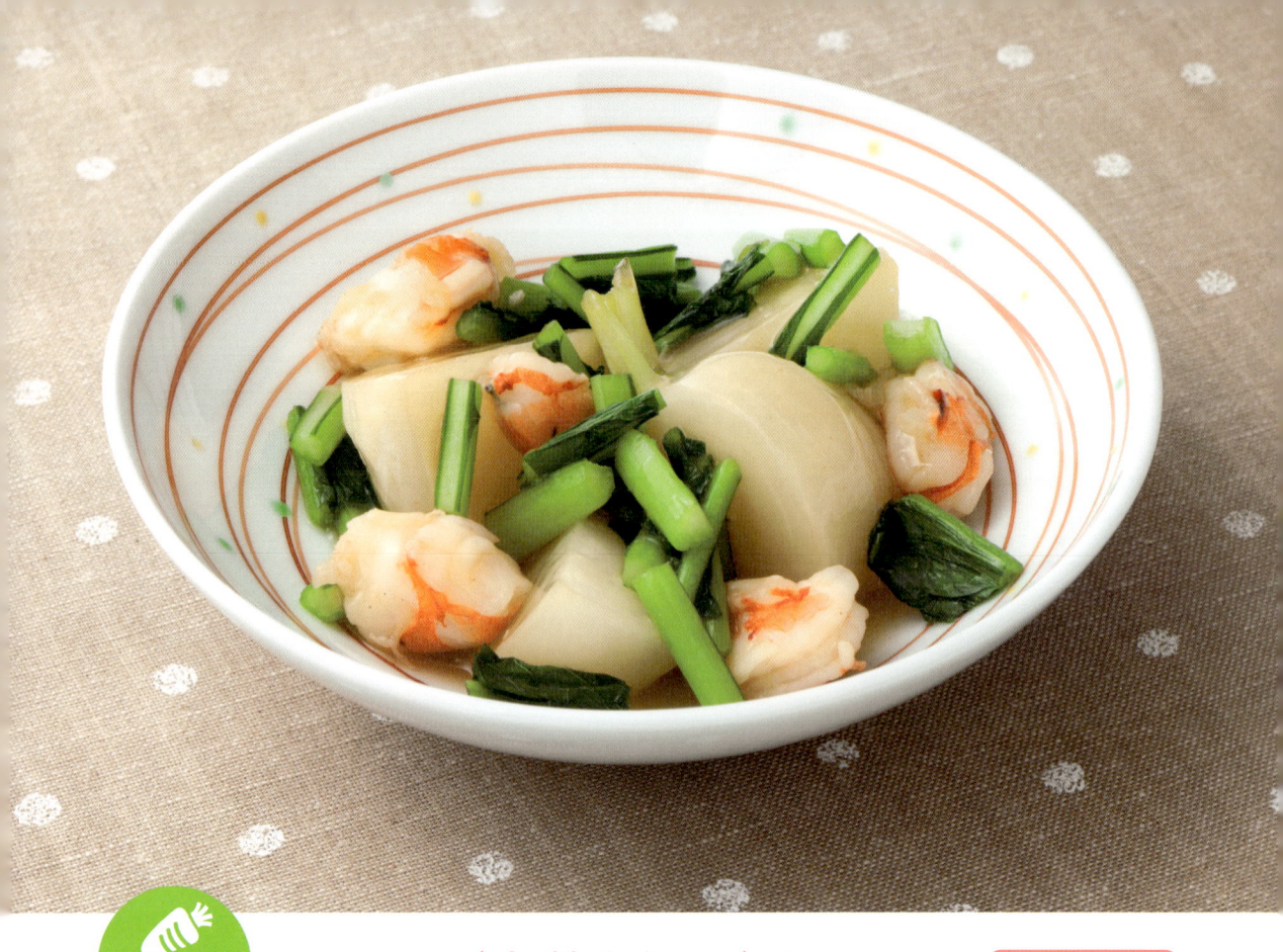

エビのうま味をまとったかぶがジューシー

# かぶとエビのうすくず煮

| | |
|---|---|
| 1人分 | 63 kcal |
| 塩分量 | 1.4 g |
| 炭水化物 | 7.8 g |

### 材料(1人分)
- かぶ ……………… 1個(80g)
- かぶの葉 ………… 1/5株分(15g)
- 無頭エビ ………… 2尾(30g)
- A
  - だし ………… 1/2カップ(100g)
  - みりん ……… 小さじ1/3(2g)
  - 酒 …………… 小さじ1(5g)
  - うす口しょうゆ …… 小さじ2/3(4g)
  - 塩 …………… 少量(0.5g)
- 水溶き片栗粉
  - 片栗粉 ……… 小さじ2/3(2g)
  - 水 …………… 大さじ1/2(7.5g)

### 作り方
1. かぶは葉を1cm残して皮を除き、縦に4ツ割りにする。葉はさっとゆでて水にとり、水けをきって2cm長さに切る。
2. エビは背わたと殻を除き、1.5〜2cm幅に切る。
3. なべにAと1のかぶを入れて火にかけ、煮立ったら弱火にしてかぶがやわらかくなるまで煮る。
4. 2のエビを加えて1〜2分煮、水溶き片栗粉を加えてとろみをつけ、かぶの葉を加えてさっと煮る。

**ワンポイントアドバイス**
- かぶは大根や、カリフラワーにかえてもおいしくできます。

第3章 組み合わせて使える一品料理 野菜のおかず

## 野菜のおかず

めん代わりのしらたきの食感がユニーク
# しらたきの焼きそば風

| 1人分 | 154 kcal |
| 塩分量 | 1.8 g |
| 炭水化物 | 20.8 g |

### 材料(1人分)

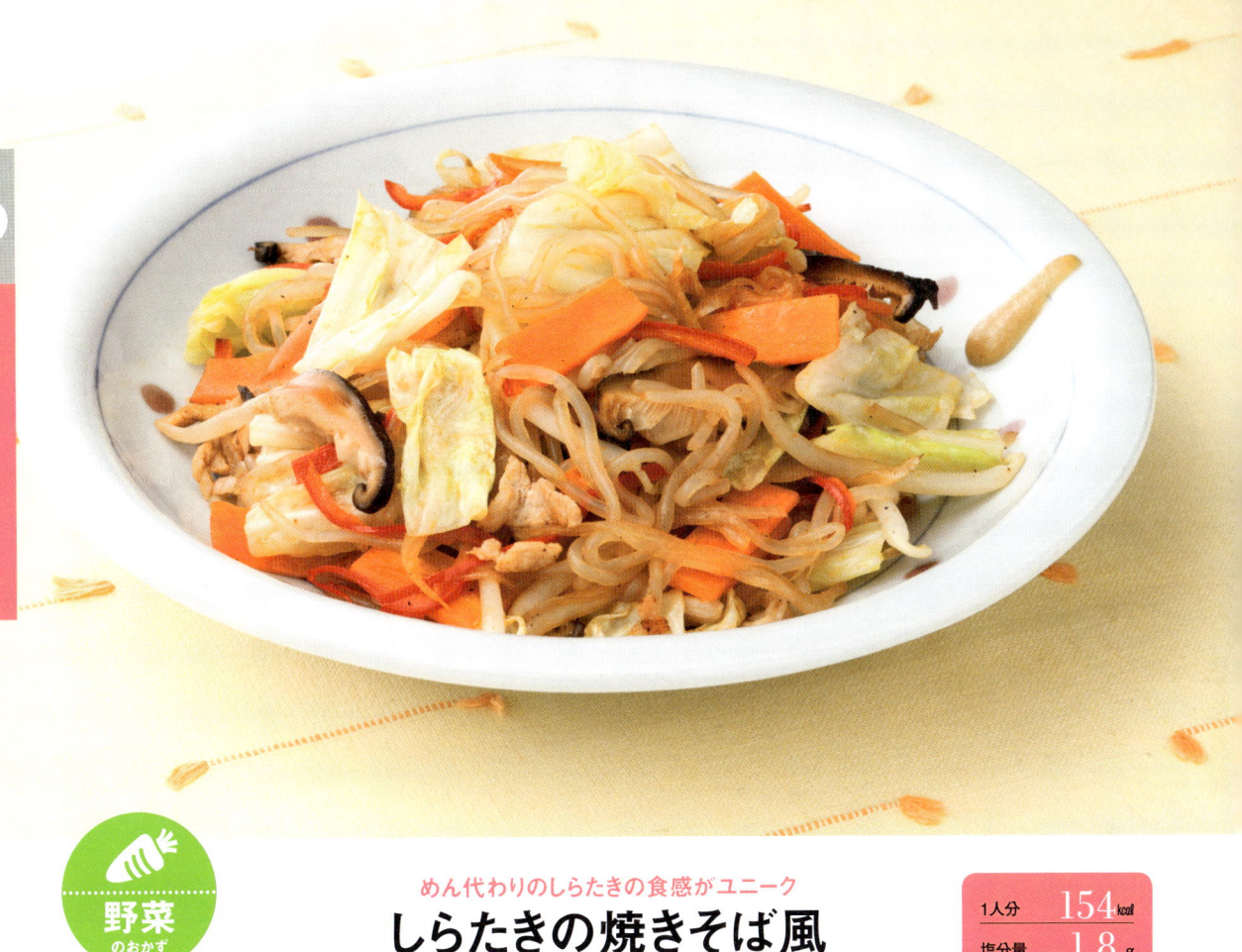

- しらたき ½袋(100g)
- 玉ねぎ 小⅙個(30g)
- にんじん 20g
- 干ししいたけ 1枚(5g)
- 赤ピーマン ⅓個(10g)
- キャベツ 1枚(50g)
- もやし 30g
- 豚もも薄切り肉 1枚(20g)
- サラダ油 小さじ1(4g)
- 焼きそばソース 20g
- 塩 少量(0.5g)
- こしょう 少量(0.3g)
- 酢・からし 各お好みで

### 作り方

1. しらたきは熱湯でゆでて、食べやすく切る。
2. 玉ねぎは薄切り、にんじんは薄い短冊切り、ぬるま湯でもどした干ししいたけは薄切り、赤ピーマンは細切り、キャベツはざく切り、もやしはひげ根を取る。
3. 豚肉は細切りにし、酒少量（分量外）をふりかける。
4. 中華なべを中火で熱し、しらたきをちりちりとするまでからいりにし、取り出す。
5. 中華なべにサラダ油を中火で熱し、豚肉と野菜をいため、全体がしんなりしたらしらたきを加える。焼きそばソースを加え、塩・こしょうで調味する。お好みで酢・からしを加える。

### もっと手軽に

▶ しらたきはアク抜き不要のものを使用すると、ゆでる手間が省けます。

### ワンポイントアドバイス

● 市販の減塩ソースを利用すると、より塩分を抑えられます。

### 野菜のおかず

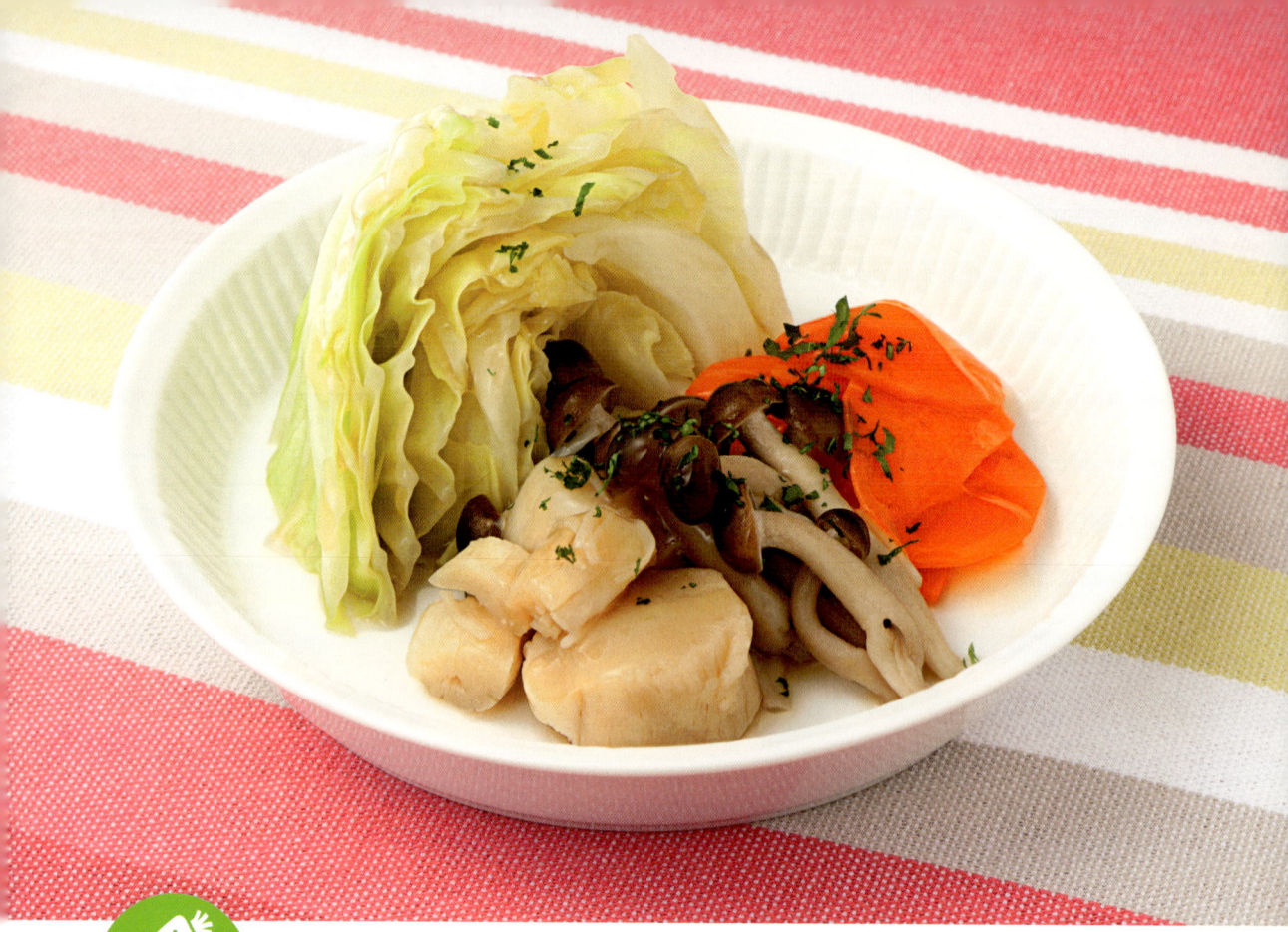

ホタテのうま味をキャベツがたっぷり吸収

# ホタテキャベツ

| | |
|---|---|
| 1人分 | 62 kcal |
| 塩分量 | 1.3 g |
| 炭水化物 | 7.9 g |

## 材料(1人分)

- ホタテ(水煮缶) ……… ½缶(32.5g)
- キャベツ ……… 大1枚(60g)
- にんじん ……… 20g
- しめじ類 ……… ⅕パック(20g)
- 固形コンソメ ……… ¼個
- 水 ……… ½カップ(100g)
- 塩 ……… 少量(0.5g)
- こしょう ……… 少量(0.3g)
- 水溶き片栗粉
  - 片栗粉 ……… 小さじ⅓(1g)
  - 水 ……… 小さじ½(2.5g)
- パセリ(みじん切り) ……… 少量

## 作り方

1. キャベツはくし形に切り、かたい芯は切り落とす。にんじんは薄い半月に切り、しめじは石づきを除いて小房にほぐす。
2. なべにキャベツ・にんじん・しめじを入れ、真ん中にホタテを缶汁ごと入れる。
3. コンソメと水を加えて強火にかけ、フツフツしたら中火にして10分ほど煮る。
4. 塩・こしょうで調味し、水溶き片栗粉をまわし入れ、とろみをつける。
5. 器に4を盛り、パセリをふる。

### ワンポイントアドバイス

● 玉ねぎを加えると甘みが引き立ち、味わい深くなります。

知っておくと便利な

# 油を減らすコツ

## から揚げやフライなどはオーブントースターで作る

から揚げは、皮を除いた鶏肉にしっかりと下味をつけ、からいりした小麦粉をまぶしたあと、オーブントースターで焼きます。フライも同じ要領で、少量のオリーブオイルでいためたパン粉を具につけて、オーブントースターで焼きます。どちらも油で揚げないので、低カロリー。具材からも脂が出るので、揚げ物風に仕上がります。衣にハーブを混ぜてもよいでしょう。

## チャーハンや野菜いためは電子レンジを活用する

チャーハンを作る際は、あらかじめ電子レンジで加熱した具材とごはんを混ぜておき、仕上げに少量の油を加えてさっといためることで、油の使用量が減らせます。いため物を作る際は、油をまぶしてから電子レンジで加熱すると油の使用量を大幅に減らすことができます。なす3本（240g）に対して小さじ1の油で、3分程度の加熱時間が目安です。

## ドレッシングとマヨネーズはうま味を加えて使用量を減

調理に使用する油以外に、生野菜にかけるドレッシングやマヨネーズにも注意が必要です。低カロリーのものやノンオイルのドレッシングを使う、ポン酢などで代用するなどして、油の摂取量を控えましょう。またドレッシングやマヨネーズに、すりおろした野菜やヨーグルト、トマトケチャップを加えるのもおすすめ。うま味が増すため、少量でも味がしっかり感じられます。

## 油の使用量が少なくてもおいしくきれいに作るコツ

カニ玉やオムレツなどの卵料理は、焼く前に卵を軽く泡立てて空気を含ませておくと、少量の油でもふんわり感が出ます。揚げ物は加熱してから揚げたり、具材を大きいまま揚げてから切り分けることで、吸油量を減らすことができます。またフッ素樹脂加工のフライパンやノンフライヤー、オイルスプレーなどを活用すると、手軽に油の使用量を減らせます。

主食

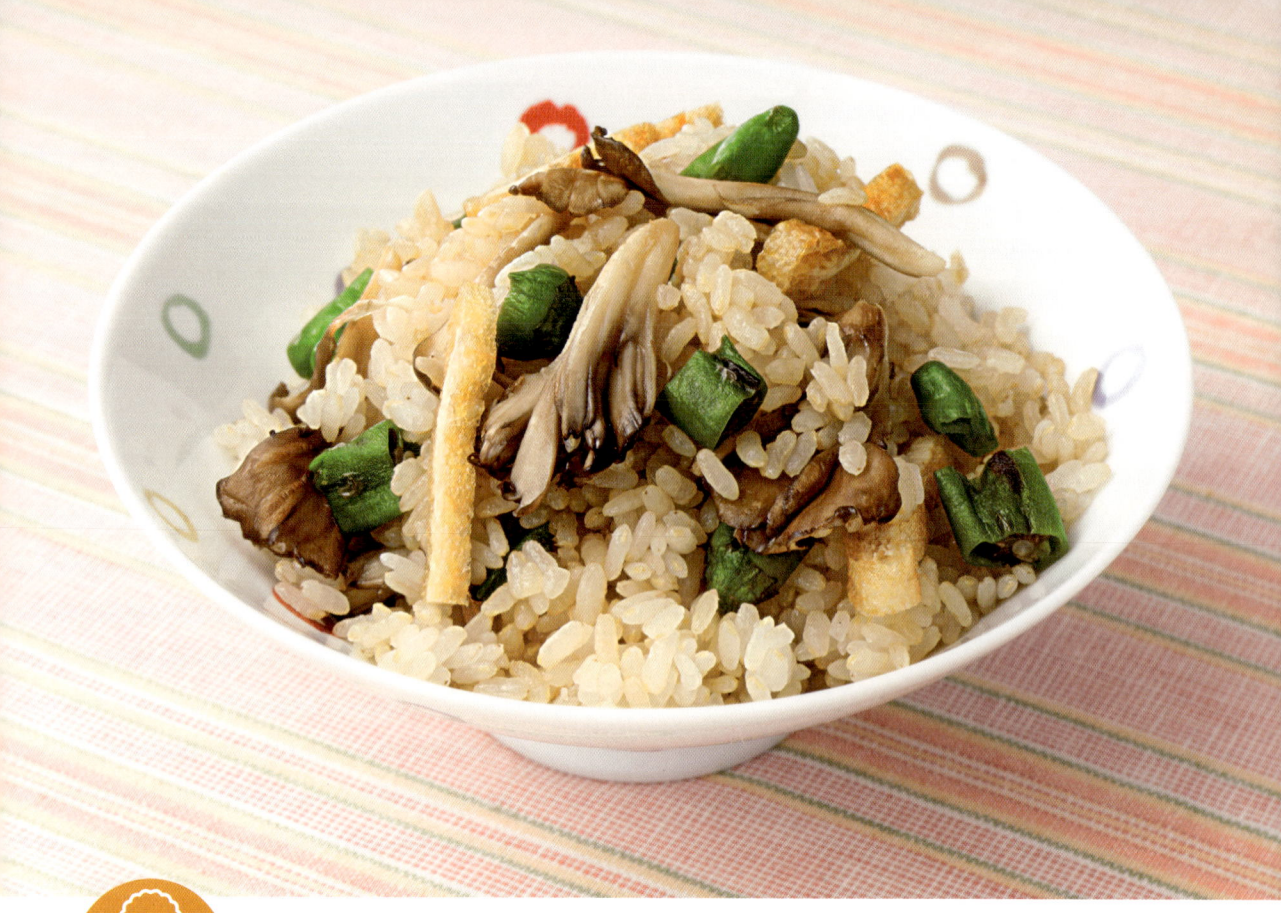

湯気とともにまいたけの香りが立ち上る
# まいたけごはん

| 1人分 | 289 kcal |
| --- | --- |
| 塩分量 | 0.5 g |
| 炭水化物 | 57.9 g |

## 材料(1人分)
- 温かいごはん(胚芽精米)…150g
- まいたけ……… ⅓パック(30g)
- ししとうがらし …… 4本(14g)
- 油揚げ……………… ¼枚(6g)
- A
  - 減塩しょうゆ…小さじ1(6g)
  - みりん……… 小さじ⅓(2g)
  - ゆずの絞り汁…… 小さじ½
- こんぶ茶………………… 少量

### ワンポイントアドバイス
- ゆずの代わりに、かぼすやすだちでもよいでしょう。
- ごはんはややかために炊いたものを使うとおいしくいただけます。

## 作り方
1. まいたけは石づきを除いて小房にほぐし、ししとうがらしは竹串で数カ所穴をあける。
2. フライパンを中火で熱し、1と油揚げを両面色づくまで焼く。
3. ししとうがらしは1cm幅に切り、油揚げは細切りにする。
4. 大きなボウルにAを合わせ、熱いうちにまいたけと3を入れてあえる。
5. ごはんを4に入れてこんぶ茶をふり、全体をさっくり混ぜる。

### 電子レンジで油抜き
湿らせたキッチンペーパーで油揚げを包み、500Wの電子レンジで30秒加熱すれば、簡単に油抜きができます。油揚げの残りは冷凍保存しておくと、いつでも使えて便利です。

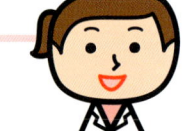

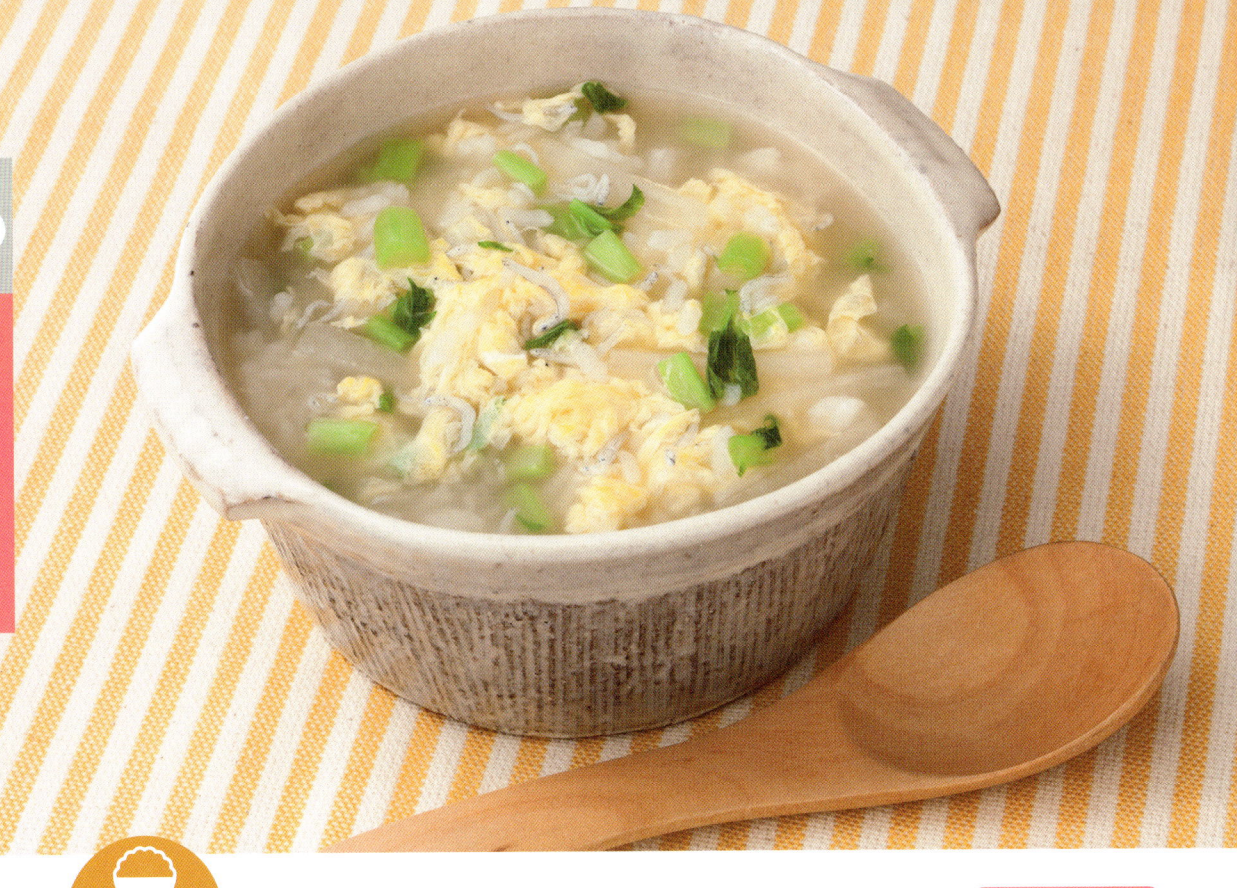

第3章 組み合わせて使える一品料理 主食

## 主食

身も心も温まるほっとする味
# 大根雑炊

| | |
|---|---|
| 1人分 | 279 kcal |
| 塩分量 | 3 g |
| 炭水化物 | 41.3 g |

### 材料（1人分）
- ごはん……………………100g
- 大根………………………30g
- 大根の葉…………………20g
- ちりめんじゃこ…………15g
- だし………2カップ（400g）
- A
  - 酒…………小さじ2(10g)
  - 塩…………少量(0.5g)
  - 減塩しょうゆ 小さじ1(6g)
- 溶き卵……………½個分（25g）

### 作り方
1 ごはんはざるに入れ、さっと水洗いをしてぬめりを取り、水けをきる。

2 ちりめんじゃこは熱湯をかける。大根は細切り、大根の葉はさっとゆでて水けをきり、細かく刻む。

3 だしを沸かし、1と大根を加えて弱めの中火で煮、Aで調味し、あまりかき混ぜないように煮る。

4 大根がやわらかくなったらちりめんじゃこと大根の葉を加える。溶き卵を少しずつ加えて、半熟状になったら火を止める。

### ワンポイントアドバイス
● 卵とちりめんじゃこを組み合わせることで、たんぱく質やカルシウムが無理なくとれます。

● ちりめんじゃこをサクラエビにかえると、彩りがよくなります。

| | |
|---|---|
| 1人分 | 276 kcal |
| 塩分量 | 2.2 g |
| 炭水化物 | 40.1 g |

**主食**

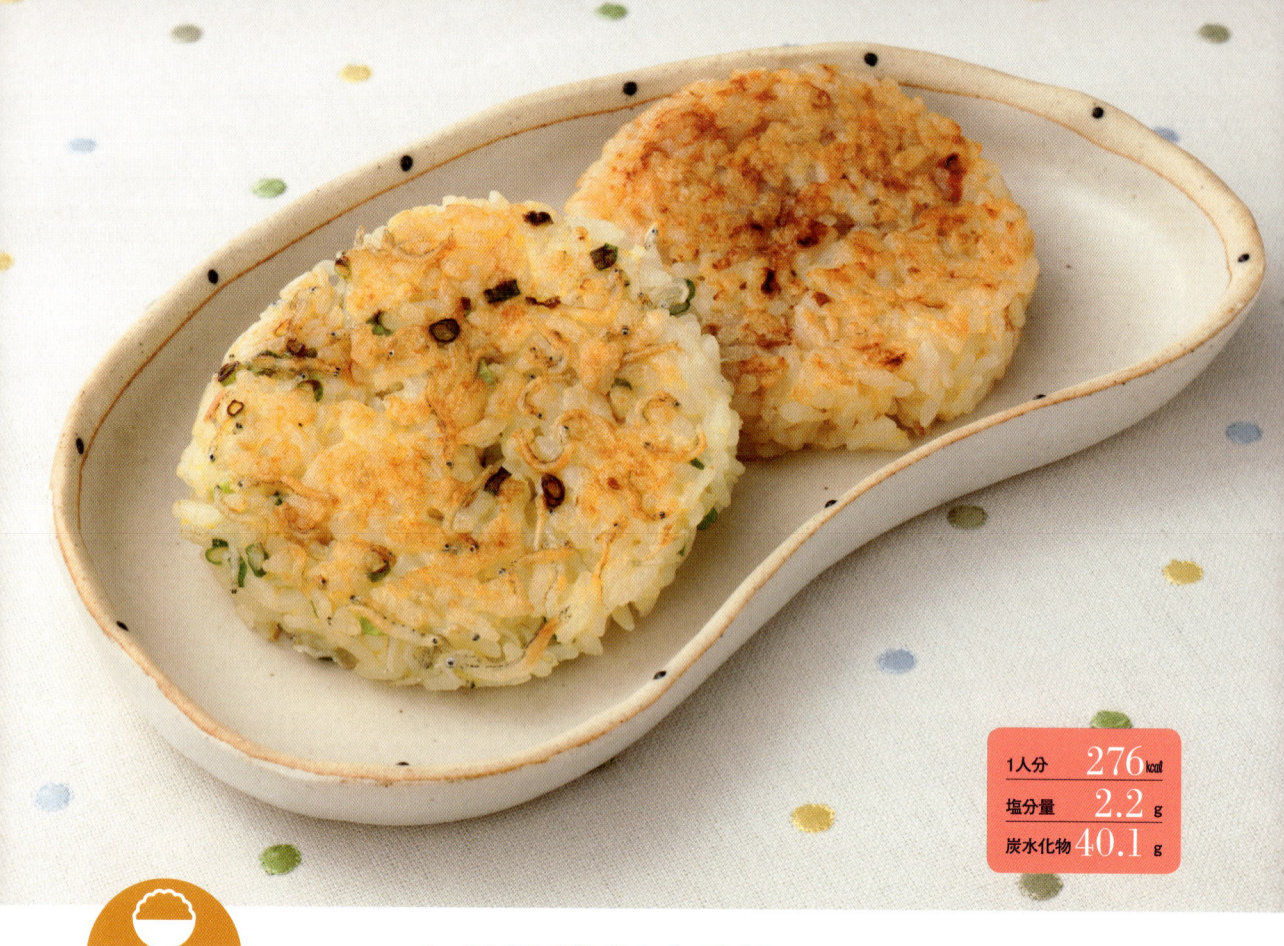

しょうゆを混ぜずに塗ることで塩味しっかり

# ごはんのお焼き

### 材料(1人分)

| | |
|---|---|
| 冷やごはん | 100g |
| 溶き卵 | ½個分(25g) |
| 塩 | 少量(0.3g) |
| ちりめんじゃこ | 大さじ1½(9g) |
| 青ねぎ | 2g |
| 梅干し | 1個(16g) |
| 削りガツオ | 少量(0.5g) |
| サラダ油 | 小さじ1(4g) |
| しょうゆ | 小さじ⅓(2g) |

### 作り方

1 冷やごはんに溶き卵と塩を加えて、混ぜ合わせる。
2 1の半量に、さっと熱湯をかけたちりめんじゃこ、小口切りにした青ねぎを混ぜ合わせ、平たい丸形にまとめる。
3 残りのごはんに種を除いて粗くほぐした梅干しと削りガツオを混ぜ合わせ、同様にまとめる。
4 フライパンにサラダ油を中火で熱し、2と3の両面をそれぞれこんがり焼き、しょうゆを塗る。

### しょうゆはさっと表面に

しょうゆを混ぜずに表面に塗ることで、少量でも塩味を感じることができます。オイルスプレーのように表面にしょうゆをスプレーする方法もあります。

### ワンポイントアドバイス

● 青ねぎはみじん切りにした青菜にかえてもおいしくできます。

● 好みでもどした切り干し大根を加えると、食物繊維もかみごたえもアップします。

第3章 組み合わせて使える一品料理 主食

## 主食

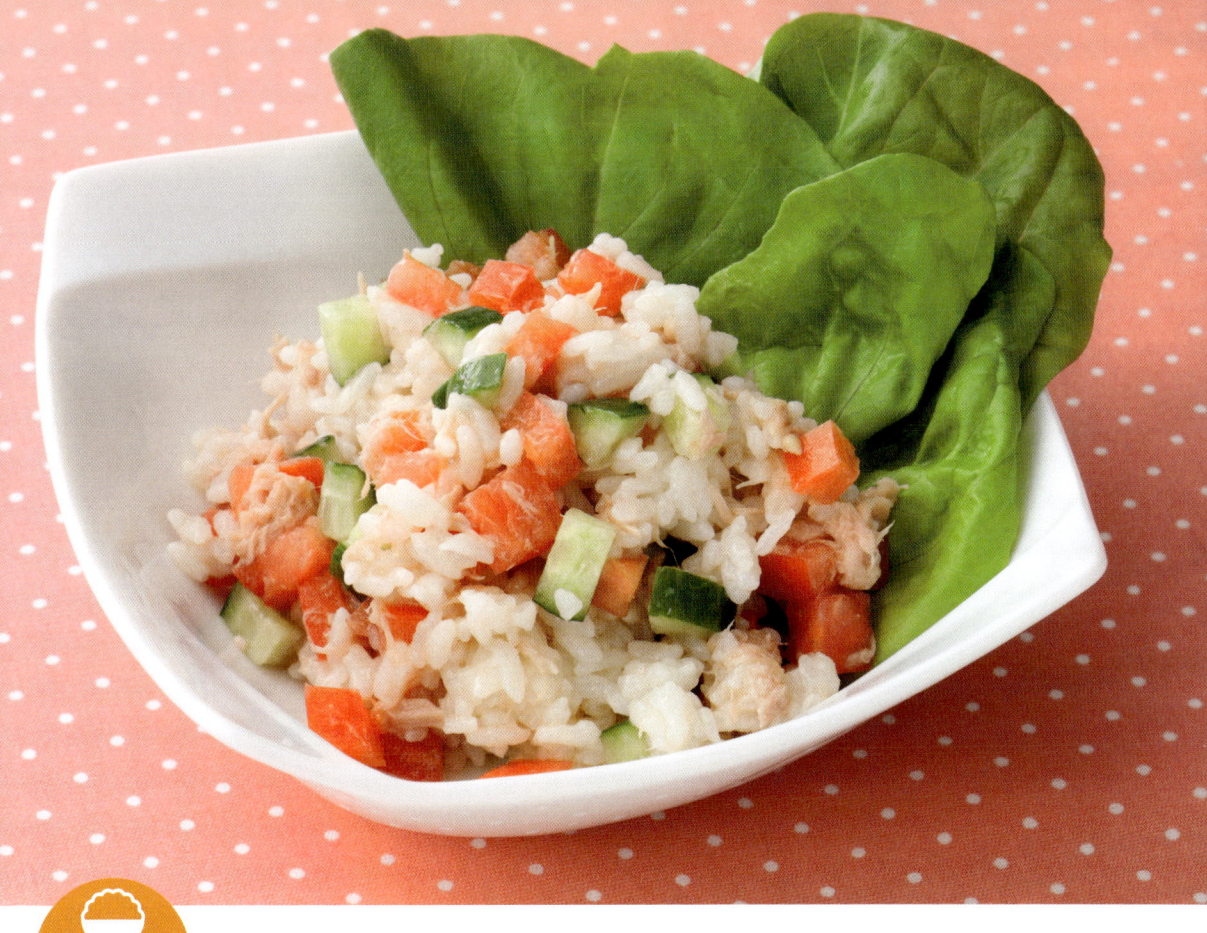

野菜とごはんが一緒にとれるボリューム感ある一品

# ささっとライスサラダ

1人分 **202** kcal
塩分量 **0.6** g
炭水化物 **33.7** g

### 材料(1人分)

- 温かいごはん……………80g
- ツナ缶(ノンオイル)
　　……………小¼缶(20g)
- トマト……………⅓個(50g)
- きゅうり……………⅕本(20g)
- A ┌ レモン汁…大さじ½(7.5g)
　　├ 塩……………………0.5g
　　└ オリーブオイル
　　　　……………小さじ1(4g)
- サラダ菜……………お好みで

### 作り方

1. ボウルにごはんを入れ、合わせたAをふりかけ、さっくりと混ぜ合わせて冷ます。
2. ツナ缶は汁けをきって粗くほぐし、トマトは種を取って角切りにし、きゅうりも角切りにする。
3. 1と2を混ぜ合わせて器に盛り、お好みでサラダ菜に包んでいただく。

### ワンポイントアドバイス

●ライスサラダとたんぱく質のおかずを組み合わせる代わりに、角切りにしたチーズを混ぜると、ひと皿で栄養バランスがとれます。手軽に作れるため、朝食におすすめです。

**主食**

具とめんにひと工夫により、カロリー減で満足感UP

# ヘルシージャージャー麺

| 1人分 | 502 kcal |
| --- | --- |
| 塩分量 | 2.4 g |
| 炭水化物 | 62.8 g |

## 材料(1人分)

- 中華めん(生) ……… 2/3玉(80g)
- 豚もも赤身ひき肉 ……… 50g
- ねぎ ……… 10g
- にんにく ……… 1/2かけ(4.5g)
- しょうが ……… 1かけ(8g)
- もめん豆腐 ……… 1/3丁(100g)
- ごま油 ……… 小さじ3/4(3g)
- A
  - 豆板醤 ……… 小さじ1/4〜1/2
  - 甜麺醤 ……… 大さじ1(18g)
  - 酒 ……… 大さじ1(15g)
  - 塩 ……… 少量(0.8g)
  - こしょう ……… 少量(0.3g)
- きゅうり ……… 4/5本(80g)
- トマト ……… 1/2個(80g)
- あさつき ……… 1本(2g)

## 作り方

1. 豆腐はキッチンペーパーなどにくるみ、重石をしてしっかり水けをきる。
2. ねぎ・にんにく・しょうがはみじん切りにする。
3. フライパンにごま油を中火で熱し、**2**を入れて香りがしたら、ひき肉を加えていためる。
4. **3**に豆腐を崩しながら加えてさらにいため、**A**を加えて調味する。
5. きゅうりはせん切りにし、塩少量(分量外)をふってしんなりさせ、流水で洗って水けを軽く絞る。
6. 中華めんをゆでて流水でもみ洗いし、水けをきって**5**とあえる。
7. **6**を器に盛って**4**をのせ、薄切りにしたトマトを周りに飾り、小口切りにしたあさつきを散らす。

### ワンポイントアドバイス

●めんの量を減量し、きゅうりで満足感をUP。ひき肉を減らして豆腐を加えることでヘルシーに仕上げています。

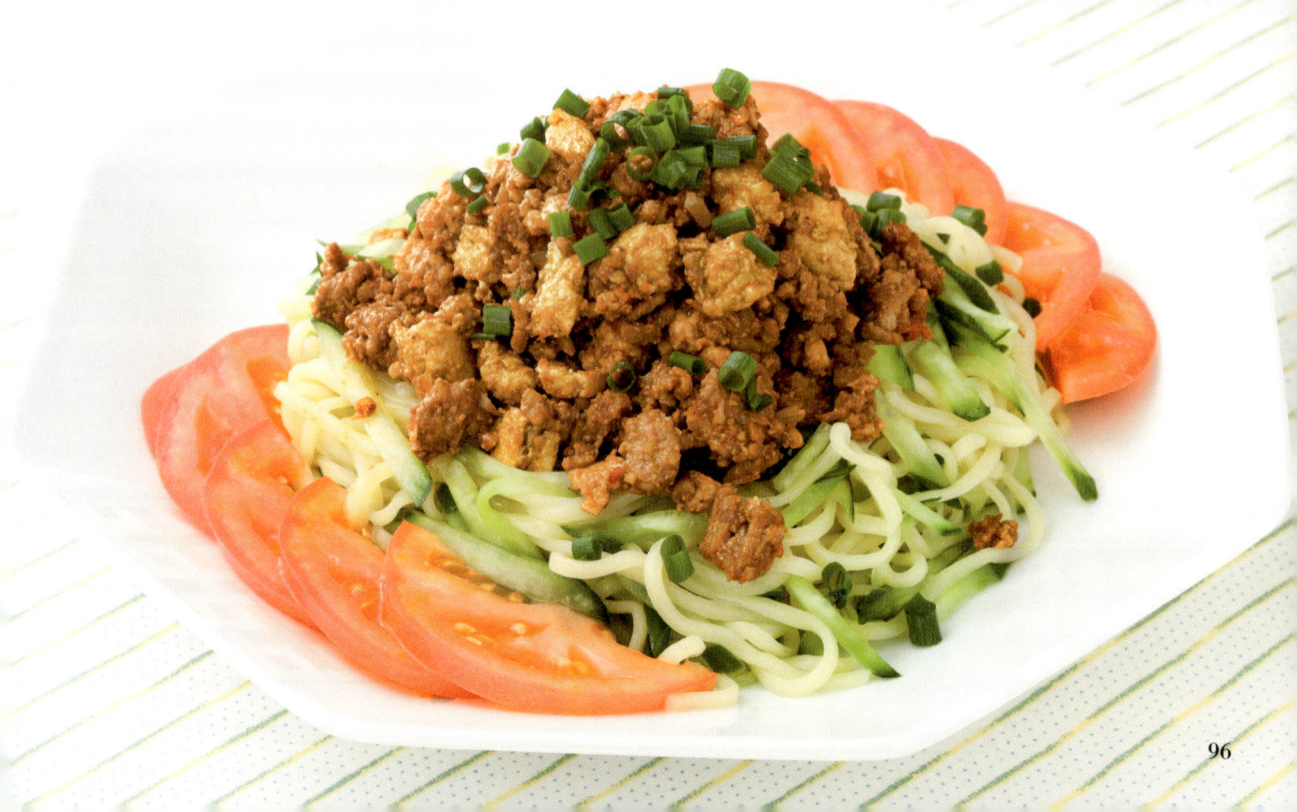

第3章 組み合わせて使える一品料理 主食

**主食**

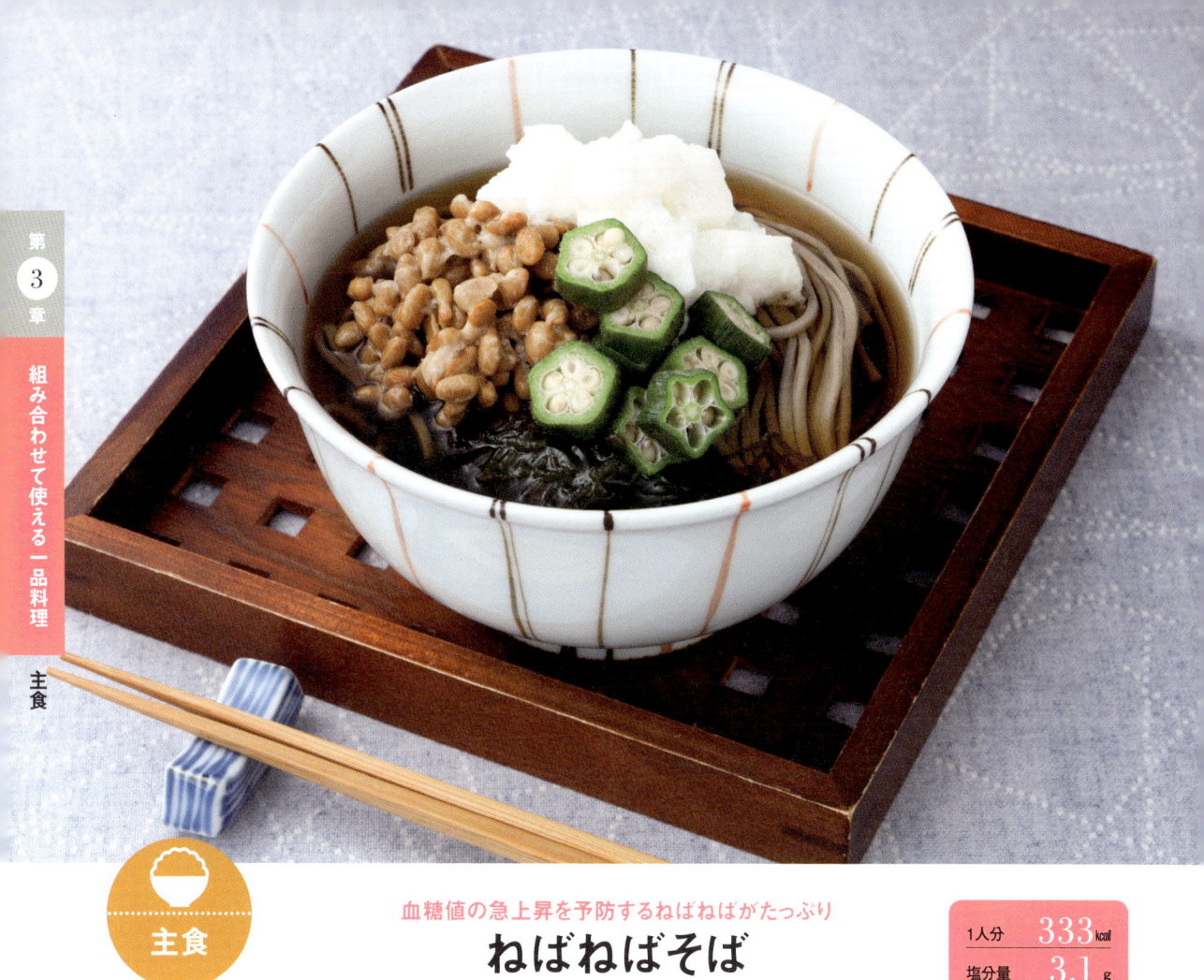

血糖値の急上昇を予防するねばねばがたっぷり
# ねばねばそば

| 1人分 | 333 kcal |
| 塩分量 | 3.1 g |
| 炭水化物 | 59.9 g |

## 材料(1人分)
- そば(乾めん)……180g
- 長芋……40g
- オクラ……1本(6g)
- 納豆……½パック(25g)
- めんつゆ(ストレート)……½カップ(100g)
- だし……¼カップ(50g)
- 味つけもずく……1パック(70g)

## 作り方
1. 長芋は皮をむき、ポリ袋に入れてめん棒で粗くたたく。オクラは塩(分量外)をふって板ずりし、さっと熱湯でゆで、冷水にとって水けをきり、小口に切る。納豆はよくかき混ぜる。
2. めんつゆにだしを合わせ、もずくを加える。
3. たっぷりの湯でそばを袋の表示通りにゆでて冷水にとり、水けをきって器に入れる。
4. 3に2をかけ、上に1を盛る。

### ワンポイントアドバイス
- めんの量は1日の摂取カロリーによって増減してください。
- 酸味が苦手な場合はもずくをとろろこんぶにかえると、食べやすくなります。また、納豆は油揚げや、じゃこにかえてもおいしくできます。

## 汁物

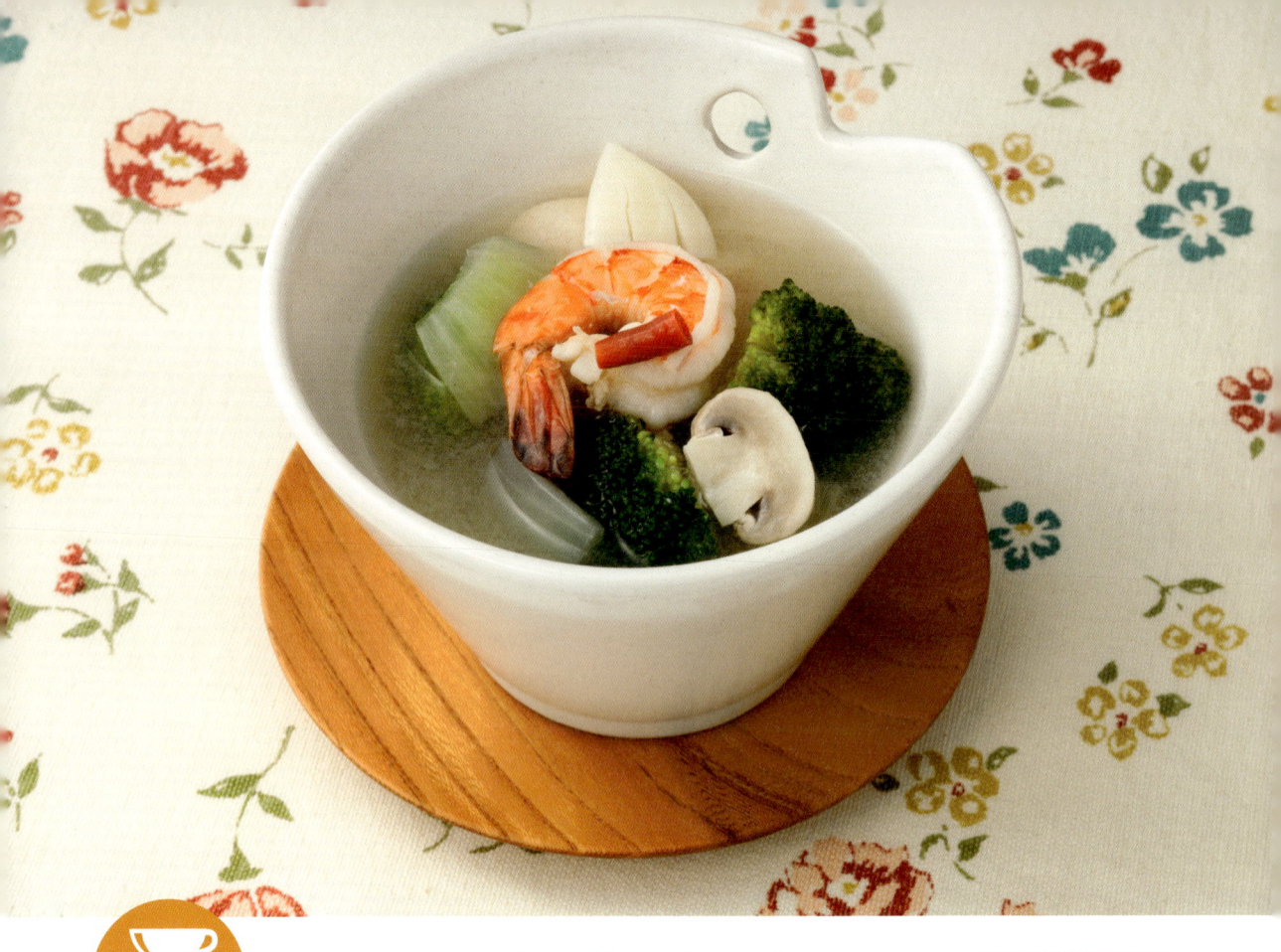

**トムヤムクン風のヘルシースープ**

# ブロッコリーのエスニックスープ

| | |
|---|---|
| 1人分 | 56 kcal |
| 塩分量 | 1.2 g |
| 炭水化物 | 6.4 g |

### 材料(1人分)

| | |
|---|---|
| ブロッコリー | 1/3株(35g) |
| 玉ねぎ | 15g |
| マッシュルーム | 3個(25g) |
| 無頭エビ | 2尾(25g) |
| にんにく | 1かけ(9g) |
| 赤とうがらし | 1/4本 |
| 水 | 1カップ(200g) |
| ナンプラー | 小さじ1弱(5g) |
| レモン汁 | 小さじ1/2(2.5g) |

### 作り方

1 ブロッコリーは小房に分け、玉ねぎは角切りにし、マッシュルームは石づきを除いて縦半分に切る。

2 エビは尾の1節を残して殻をむき、背ワタを除く。

3 にんにくは包丁の腹でたたいてつぶし、赤とうがらしは種を除く。

4 なべに3・水を入れて強火にかけ、煮立ったら中火にして玉ねぎ・マッシュルームを加えて煮、ブロッコリー・エビを加える。

5 野菜に火が通ったら、ナンプラー・レモン汁で調味する。

### ワンポイントアドバイス

●ナンプラーがない場合は、うす口しょうゆで代用するか、カレー粉を加えてカレー風味にしてもよいでしょう。

第3章 組み合わせて使える一品料理 汁物

## 汁物

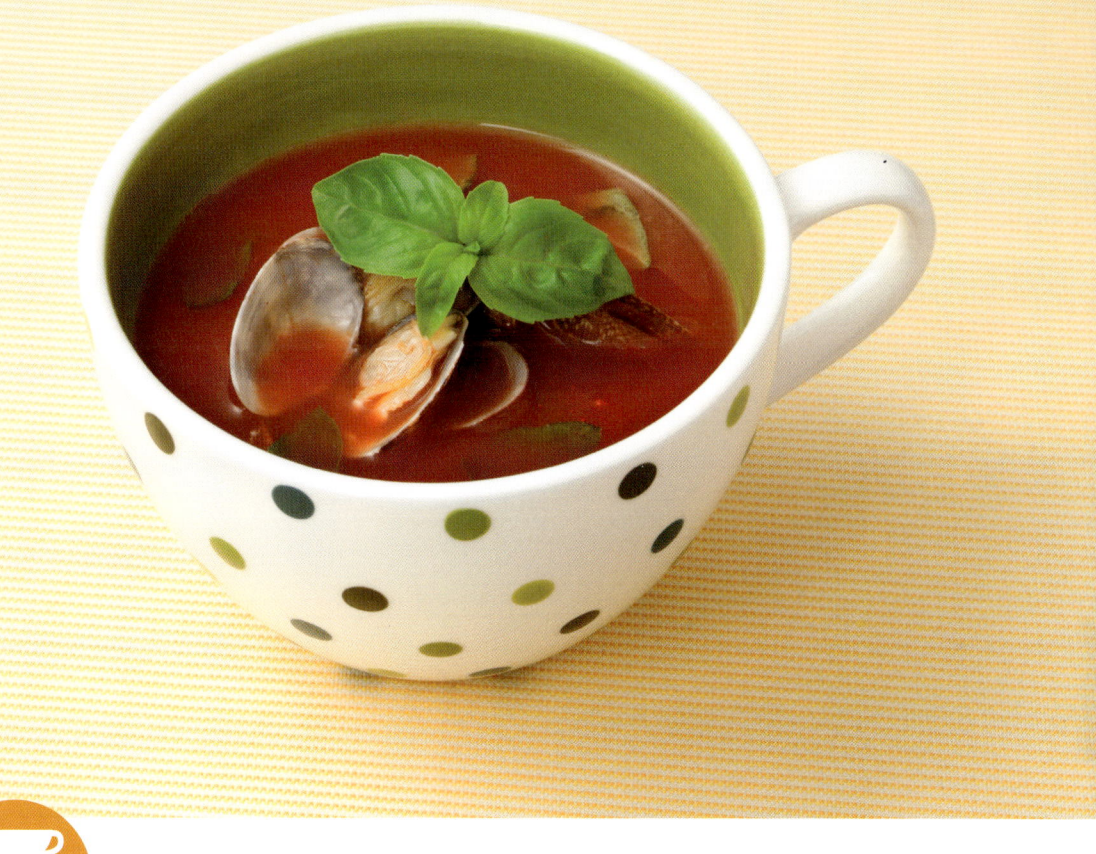

トマトジュースを使えばささっとスープが完成
# トマトジュースチャウダー

| 1人分 | 36 kcal |
| --- | --- |
| 塩分量 | 1.5 g |
| 炭水化物 | 5.6 g |

### 材料(1人分)
アサリ(砂抜きしたもの)…100g
白ワイン……… 大さじ½(7.5g)
トマトジュース ………… 125mℓ
A ┌ 顆粒スープ ………………少量
　└ 水………… ¼カップ(50g)
塩………………………少量(0.5g)
こしょう………………少量(0.3g)
バジル(生)……………………少量

### 作り方
1 アサリは殻と殻をこすり合わせて洗い、ざるにあげる。
2 ふたつきのなべに、アサリ・白ワインを入れてひと煮立ちさせ、トマトジュース・Aを入れて、ふたをして中火にする。
3 アサリの殻が開いたら塩・こしょうで調味し、バジルをのせる。

### もっと手軽に
▶アサリはそのまま冷凍保存できます。砂抜きして殻を真水でよく洗い、冷凍庫へ。使用するときは、凍ったまま沸騰した湯に入れ解凍しましょう。

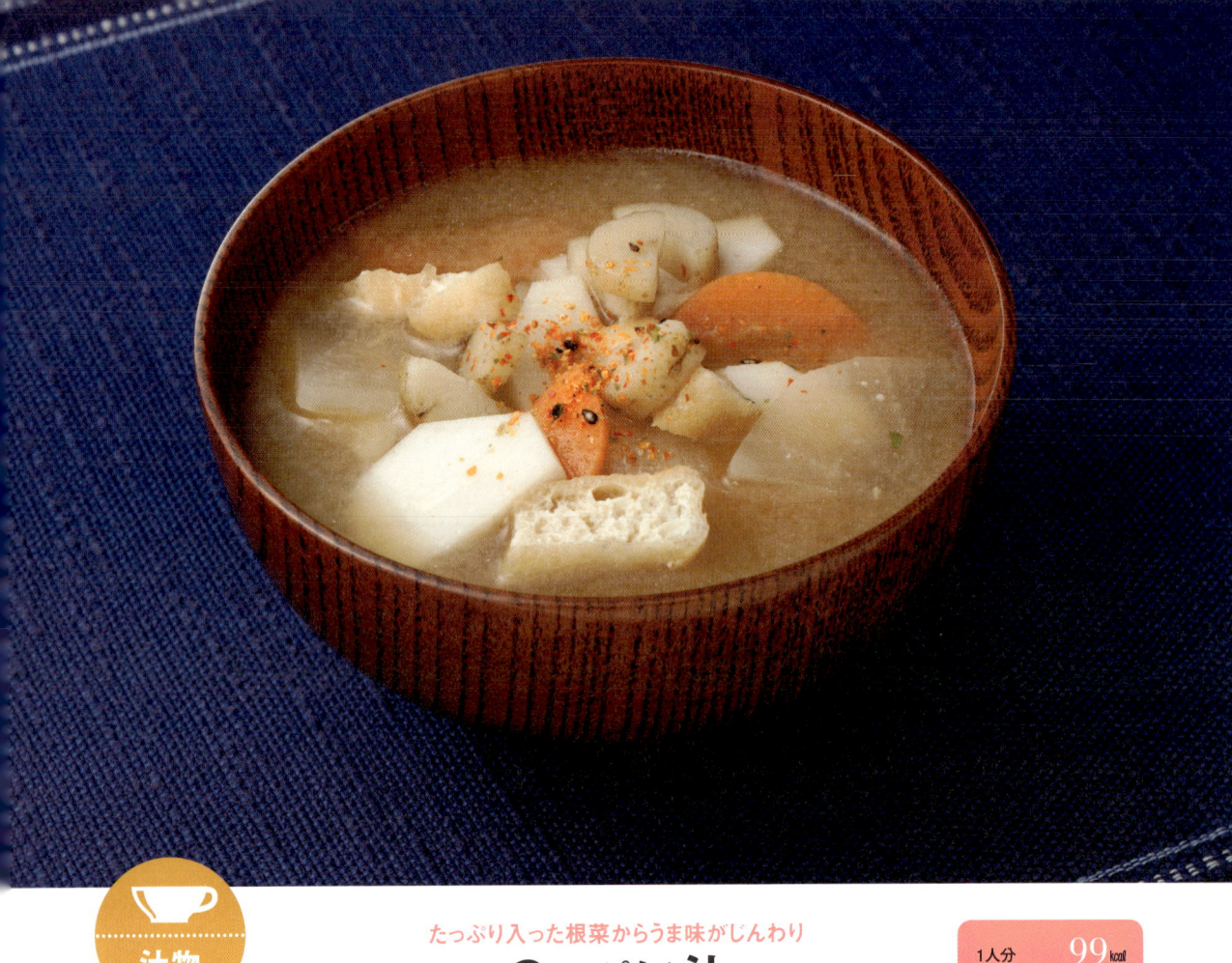

## 汁物

たっぷり入った根菜からうま味がじんわり
# のっぺい汁

| 1人分 | 99 kcal |
| --- | --- |
| 塩分量 | 1.4 g |
| 炭水化物 | 11.9 g |

### 材料(1人分)
- 里芋 ………………… ½個(30g)
- 大根 ………………………… 30g
- にんじん …………………… 10g
- ごぼう ……………………… 20g
- 油揚げ ……………………… ¼枚
- だし …………… ¾カップ(150g)
- みそ ………… 小さじ2弱(10g)
- 七味とうがらし …… お好みで

### 作り方
1. 里芋は皮をむき、半月切りまたはいちょう切りにし、水にさらす。
2. 大根・にんじんは皮をむいていちょう切りにし、ごぼうはたわしでこすって水で洗って半月切りにし、酢水（分量外）に入れてアクを抜き、さっと洗って水けをきる。油揚げは熱湯をかけて油抜きをし、細めの短冊切りにする。
3. なべに1・2を入れ、だしを加えて強火にかけ、煮立ったら弱めの中火でアクを除き、野菜がやわらかくなるまで煮る。
4. みそを溶き入れ、椀に盛ってお好みで七味とうがらしをふる。

### ワンポイントアドバイス
●里芋はじゃが芋、さつま芋やかぼちゃなどにかえてもおいしくできます。

> これもおいしい

# 豆腐料理3種

## 定番韓国料理で体もぽかぽか
### 豆腐チゲ

**材料(1人分)**

| | |
|---|---|
| もめん豆腐 | ⅓丁(100g) |
| 豚もも赤身薄切り肉 | 30g |
| キムチ | 20g |
| 無塩だしの素 | 小さじ1(4g) |
| ニラ | ⅓束(30g) |
| しめじ | ½パック(50g) |
| ごま油 | 小さじ1(4g) |
| しょうゆ | 小さじ½(3g) |
| 水 | 1½カップ(300g) |
| みそ | 大さじ½(9g) |
| コチュジャン | 小さじ½(3g) |

**作り方**

1 豚肉・キムチは3cm幅に切り、無塩だしの素小さじ½と混ぜ合わせる。
2 ニラは4cm長さに切り、しめじは石づきを除いて小房にほぐす。
3 なべにごま油を熱して**1**を入れてさっといため、しょうゆを加えて軽くいため、しめじ・水を加えて温める。
4 みそ・コチュジャンを溶き入れ、残りの無塩だしの素を加え、豆腐を2cm角程度にちぎり入れ、**2**のニラを加えて約3分煮る。

| 1人分 | 231 kcal |
|---|---|
| 塩分量 | 2.5 g |
| 炭水化物 | 13.3 g |

## 彩り鮮やかなヘルシーマーボー
### ピーマン入りマーボー豆腐

**材料(1人分)**

| | |
|---|---|
| 絹ごし豆腐 | ¼丁(75g) |
| 豚ももひき肉 | 30g |
| ピーマン | 1個(30g) |
| ねぎ(みじん切り) | 小さじ1 |
| **A** にんにく(みじん切り) | 小さじ1 |
| しょうが(みじん切り) | 小さじ1 |
| 赤とうがらし(種を除く) | ¼本 |
| 豆板醤 | 小さじ½(3g) |
| サラダ油 | 小さじ1(4g) |
| **B** 酒 | 小さじ1(5g) |
| 甜麺醤 | 小さじ1弱(7g) |
| しょうゆ | 小さじ¼(1.5g) |
| **C** 水 | ¼カップ(50g) |
| 鶏ガラスープの素 | 小さじ½(2g) |
| 水溶き片栗粉 | |
| 水 | 小さじ1(5g) |
| 片栗粉 | 小さじ½(1.5g) |
| 粉さんしょう・ごま油 | 各少量 |

**作り方**

1 耐熱容器にキッチンペーパーで包んだ豆腐をのせ、ラップをせずに電子レンジ(600W)で、2分30秒加熱して水きりをし、2cm角に切る。
2 ピーマンはへたと種を除いて薄い輪切りにし、フッ素樹脂加工のフライパンでサラダ油小さじ½を熱してさっといため、取り出す。
3 **2**のフライパンに残りのサラダ油を加え、**A**をいためて香りを出し、ひき肉を加えてパラパラになるまでいためる。
4 **B**を加えて混ぜ、さらに**C**を加えて煮立て、**1**の豆腐を加えて30秒ほど煮る。
5 ねぎのみじん切り・**2**を加えて粉さんしょうをふり、水溶き片栗粉でとろみをつける。仕上げにごま油をまわしかける。

| 1人分 | 183 kcal |
|---|---|
| 塩分量 | 2.1 g |
| 炭水化物 | 10.1 g |

## 大根おろし入りのあんがポイント
### 和風豆腐ステーキ

**材料(1人分)**

| | |
|---|---|
| もめん豆腐 | ¼丁(75g) |
| ねぎ | ½本(50g) |
| にんじん | 20g |
| 大根 | 50g |
| 三つ葉 | 1株(10g) |
| 塩 | 少量(0.5g) |
| こしょう | 少量(0.3g) |
| 薄力粉 | 小さじ2弱(5g) |
| サラダ油 | 小さじ1(4g) |
| **A** 水 | 大さじ2(30g) |
| だしの素 | 小さじ½(2g) |
| 砂糖 | 小さじ⅔(2g) |
| しょうゆ | 小さじ1(6g) |
| みりん | 小さじ1(6g) |
| 塩 | 少量(0.5g) |

**作り方**

1 耐熱容器にキッチンペーパーで包んだ豆腐をのせ、ラップをせずに電子レンジ(600W)で、2分30秒加熱して水きりをし、半分に切る。
2 大根をすりおろして軽く絞り、**A**と混ぜ合わせる。
3 ねぎは斜め薄切り、にんじんは4cm長さの薄い短冊切りにする。
4 フッ素樹脂加工のフライパンにサラダ油小さじ½を入れて中火で熱し、**3**をさっといためて取り出す。
5 **1**に塩・こしょうをふって薄力粉をまぶす。**4**のフライパンに残りのサラダ油入れて中火で熱し、豆腐の両面をこんがり焼く。
6 **2**・**4**・ざく切りにした三つ葉を加え、ひと煮立ちさせる。

| 1人分 | 166 kcal |
|---|---|
| 塩分量 | 2.7 g |
| 炭水化物 | 18.7 g |

第3章 組み合わせて使える一品料理

汁物／豆腐

### 知っておきたい

# 食品栄養成分表示の見方

すべての食品に義務付けられているわけではありませんが、多くの食品で栄養成分が表示されています。5つのチェックポイントを覚えておきましょう。

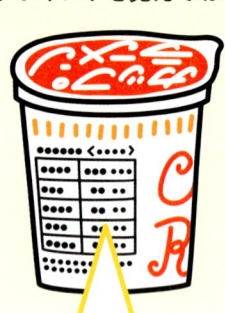

## 1 表示単位

100gまたは100㎖、1食分、1包装、1枚、1粒などで表示されている。1食分の場合は、その総量も記載されている。食べる分量を換算してカロリー量のチェックをしよう。

## 2 成分表示

エネルギー・たんぱく質・脂質・炭水化物・ナトリウムの順に、それぞれの含有量を表示。

## 3 ナトリウム

ナトリウムの数値から、食塩相当量を換算することができる。
ナトリウム(g)×2.54＝食塩(g)
なので、このカップめんの塩分は
2.2g×2.54＝5.588g

### 表示栄養成分表 カップめん1食(87g)あたり

| | |
|---|---|
| エネルギー： | 308kcal |
| たんぱく質： | 9.3g |
| 脂　　質： | 6.6g |
| 炭水化物： | 52.9g |
| ナトリウム： | 2.2g |
| めん・かやく： | 0.6g |
| スープ： | 1.6g |
| ビタミンB₁： | 0.21mg |
| ビタミンB₂： | 0.23mg |
| カルシウム： | 101mg |

## 5 強調表示

パッケージに、「糖分控えめ」「カルシウム強化」などの表示があるものも。購入の際には、どの成分がどの程度入っているのか、その量も確認するように心がけよう。

**含まない（無、ゼロ、ノンなど）**

| | |
|---|---|
| 糖分 | 100㎖あたり0.5g未満 |
| エネルギー | 100㎖あたり5kcal未満 |

**低い（低、控えめ、少、ライト、ダイエットなど）**

| | |
|---|---|
| 糖分 | 100㎖あたり2.5g未満 |
| エネルギー | 100㎖あたり20kcal未満 |

## 4 その他の表示

ナトリウムの次にそのほかのミネラルやビタミン類も表示することができる。

第3章 組み合わせて使える一品料理 常備菜

**常備菜**

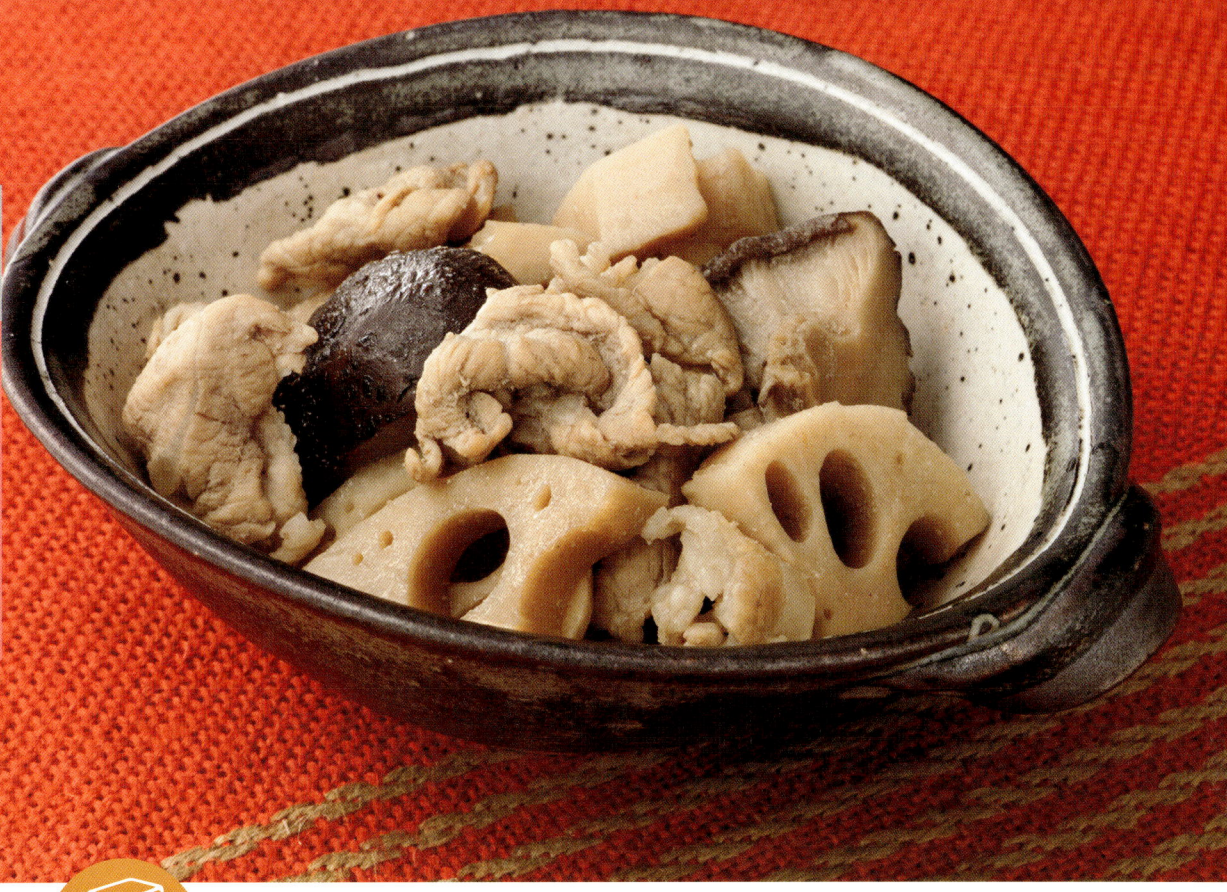

お弁当のおかずにも便利な一品

## れんこんとしいたけのひたすら煮

1人分 131kcal
塩分量 0.9g
炭水化物 12.9g

**材料（作りやすい分量／2人分）**

- れんこん ……………… ½節（125g）
- 干ししいたけ ……… 4枚（15g）
- 豚もも赤身薄切り肉 ‥ 4枚（80g）
- A
  - 減塩しょうゆ ……… 大さじ1弱（17g）
  - 酒 ……… 大さじ1弱（14g）
  - だし ……… 1カップ（200g）

**作り方**

1. れんこんは皮をむいて1cm厚さに切る。大きければ半月切りかいちょう切りにし、さっと洗う。干ししいたけはぬるま湯でもどし、軸を除いて大きければ半分に切り、さっと洗う。豚肉は食べやすい大きさに切る。
2. なべにAを入れて中火にかけ、煮立ったら1を加えて混ぜ、平らにならしてふたをする。
3. 煮立ったら弱火にし、れんこんとしいたけがやわらかくなるまでひたすら煮る。途中で上下を返すとよい。煮汁が足りなくなったらだし（分量外）を足す。

**ワンポイントアドバイス**

● れんこんは、1cm厚さに斜め切りしたごぼうにかえてもよいでしょう。

**常備菜**

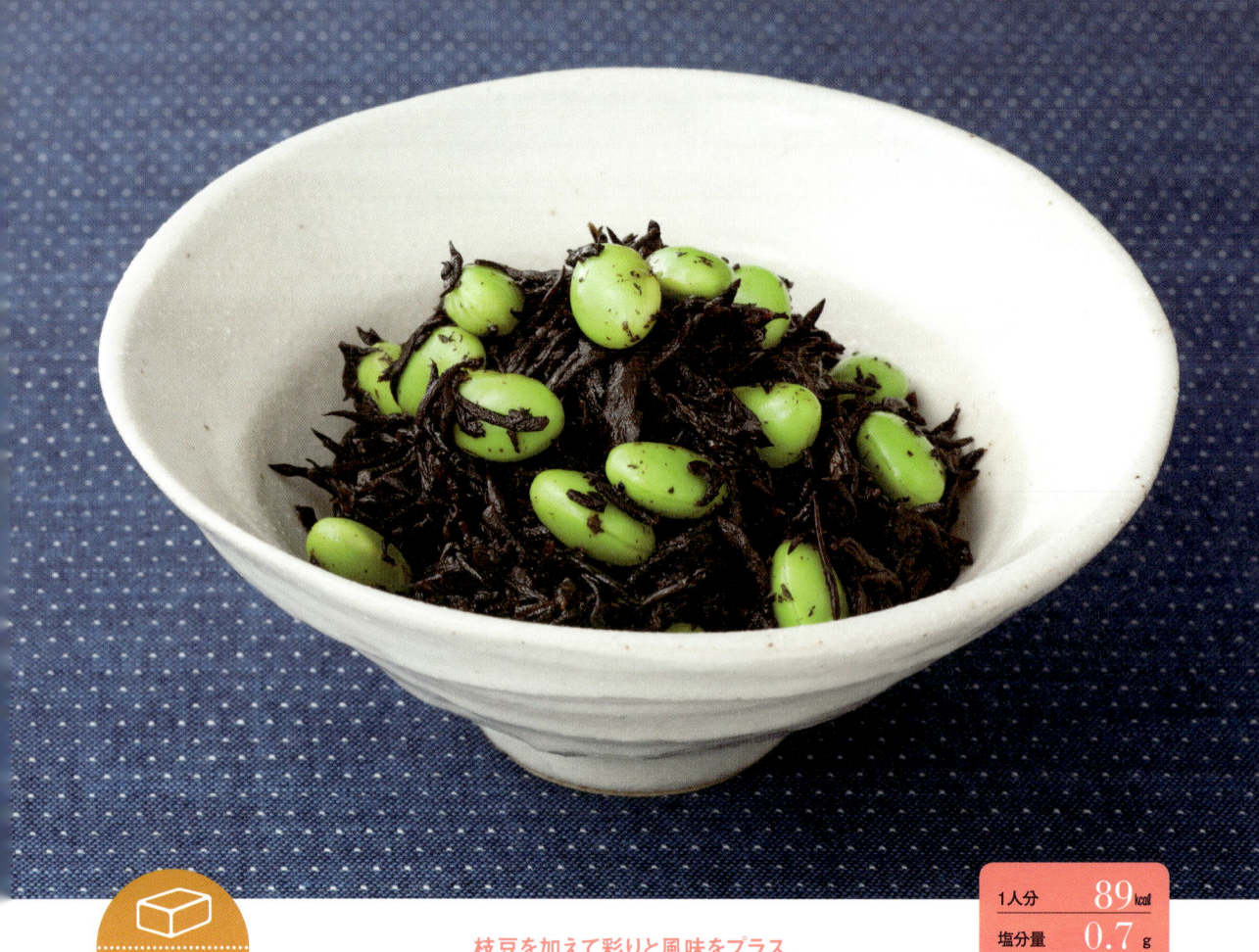

枝豆を加えて彩りと風味をプラス
# ひじきのシンプル煮

| | |
|---|---|
| 1人分 | 89 kcal |
| 塩分量 | 0.7 g |
| 炭水化物 | 9.9 g |

### 材料（作りやすい分量／2人分）
- ひじき（もどす） …… 10g
- 冷凍枝豆 …… 20さや（30g）
- サラダ油 …… 小さじ1（4g）
- A
  - 砂糖 …… 小さじ½（1.5g）
  - みりん …… 小さじ2（12g）
  - 減塩しょうゆ 小さじ2（12g）
  - だし …… ¼カップ（50g）

### 作り方
1. 枝豆は流水でもどし、さやから出す。
2. なべにサラダ油を中火で熱し、ひじきをいためる。油がなじんだらAを加えて中火よりやや弱火で約10分煮る。
3. 2に枝豆を混ぜ、軽く煮る。

### 混ぜごはんにアレンジ
ひじきの煮物や切り干し大根など、常備菜系の煮物が余ったときは、ごはんに混ぜても、おいしくいただけます。ただし、つゆをたくさん混ぜてしまうと塩分量が多くなるので気をつけましょう。

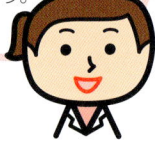

### ワンポイントアドバイス
●枝豆は、ゆで大豆やかまぼこ、ちくわでもよいでしょう。

第3章 組み合わせて使える一品料理 常備菜

**常備菜**

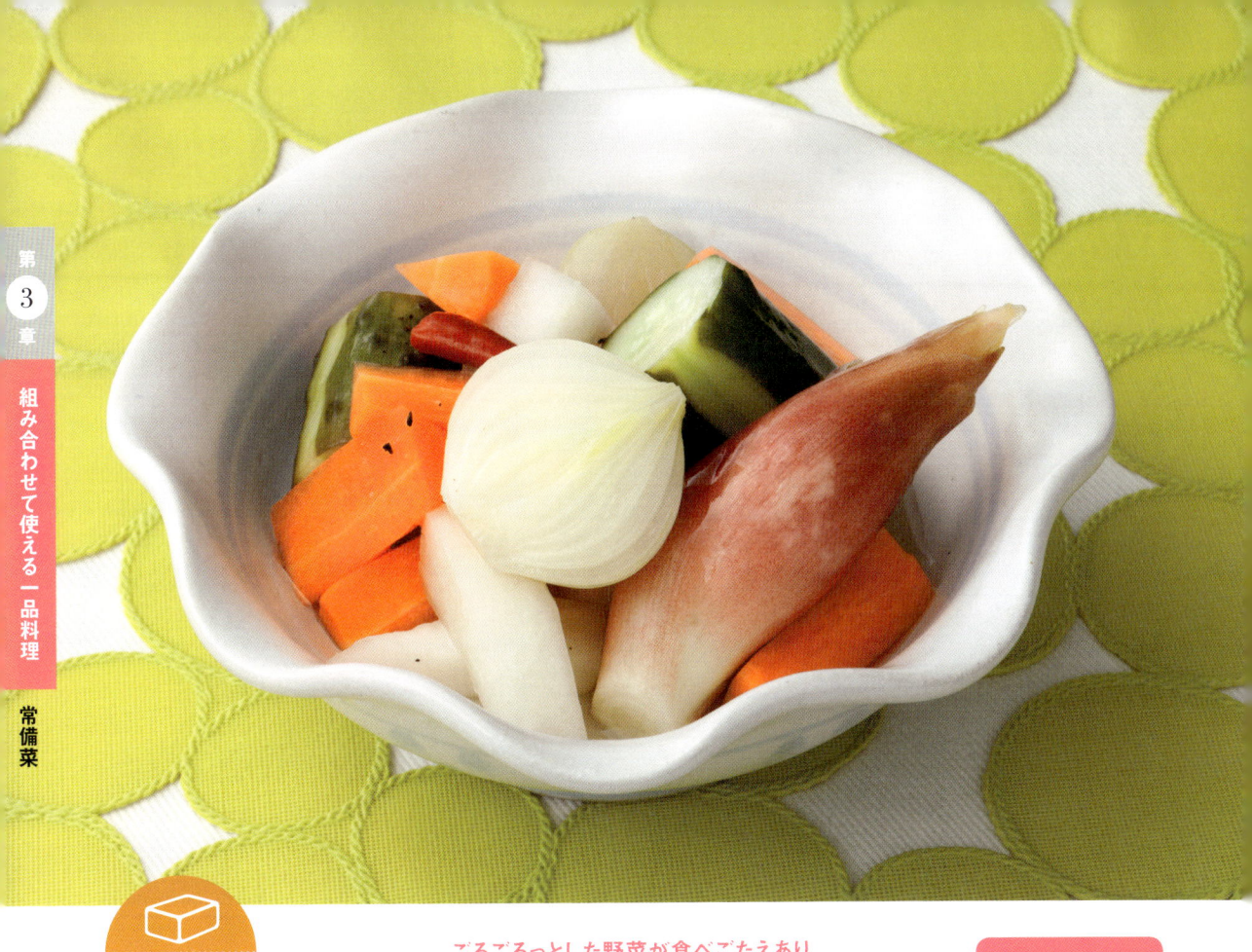

ごろごろっとした野菜が食べごたえあり

## 洋風ピクルス

| 1人分 | 89 kcal |
|---|---|
| 塩分量 | 0.5 g |
| 炭水化物 | 20.1 g |

### 材料（作りやすい分量／2人分）

- 大根 …………………… 50g
- にんじん ……………… 25g
- きゅうり ……………… 1本（100g）
- 小玉ねぎ ……………… 2個（80g）
- みょうが ……………… 大2個（50g）
- A
  - 酢 …………… ¼カップ（50g）
  - 塩 …………… 小さじ⅙（1g）
  - 砂糖 ………… 大さじ1（9g）
  - ローリエ …………… ¼枚
  - 赤とうがらし ………… ½本
  - 粗びきこしょう … 少量（0.3g）

### 作り方

1. 大根は1cm角の棒状に切り、さらに斜め半分に切る。にんじんは皮をむいて縦8等分にし、きゅうりは縦に3か所ほど皮をむいて6等分にする。
2. 小玉ねぎは根を切り、ぬるま湯につけて皮をむいて縦半分に切る。湯で約1分ゆでる。
3. なべにAを入れて中火にかけ、煮立ったら火を止め、1・2・みょうがを加えて混ぜる。そのまま冷まし、煮沸消毒した密封できるびんに詰め、冷蔵庫で冷やす。

### ワンポイントアドバイス

- 好みでセロリを加えてもよいでしょう。
- 塩を減らし、しょうゆと花ガツオを加えると、和風ピクルスに。

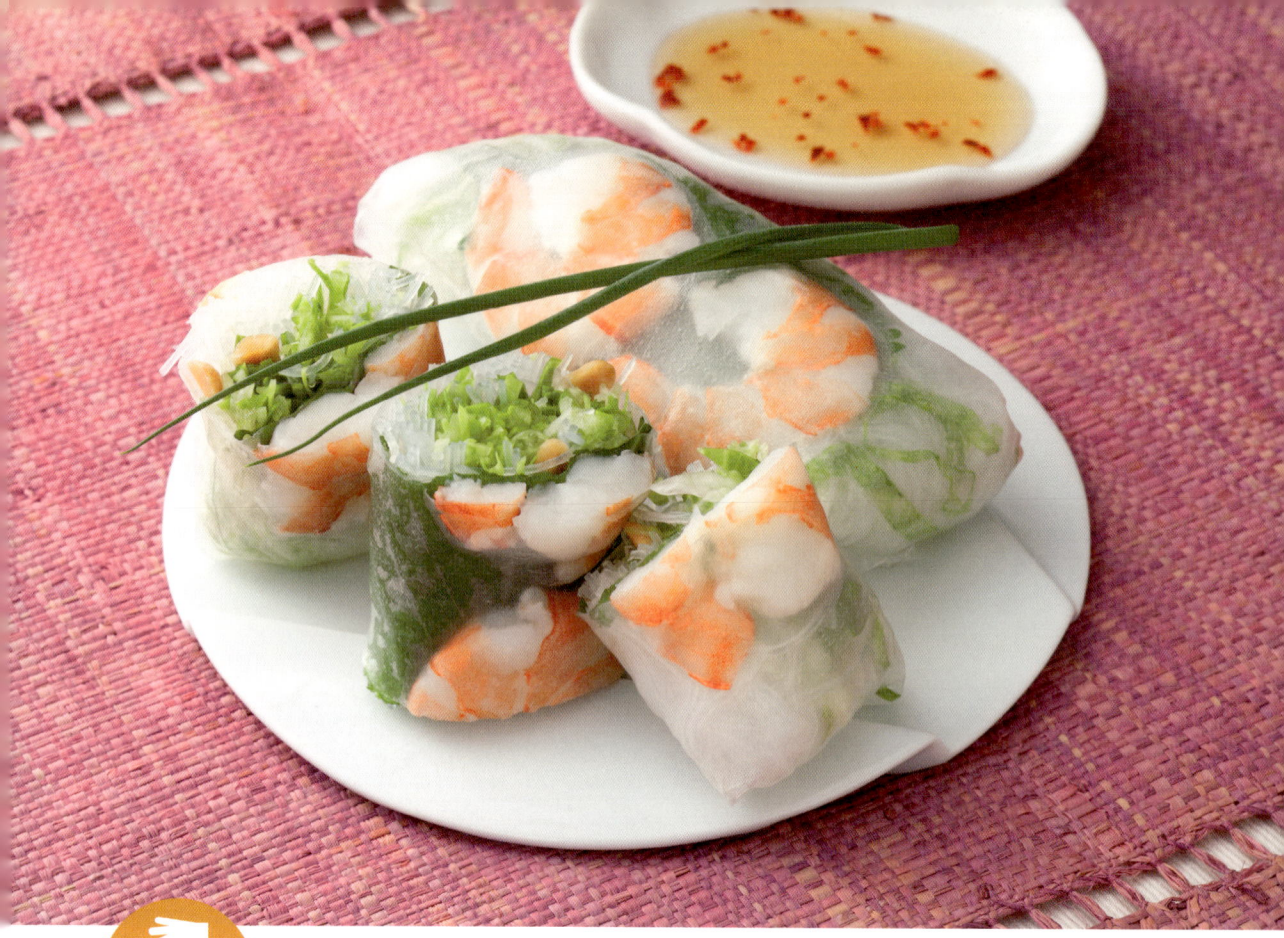

**おつまみ**

手軽に野菜がとれてボリューム感もあり
# エビの生春巻き

| | |
|---|---|
| 1人分 | 137 kcal |
| 塩分量 | 1.6 g |
| 炭水化物 | 21.5 g |

## 材料(1人分)
- エビ ……………… 2尾(20g)
- ライスペーパー ………… 2枚
- レタス ……………… 1枚(30g)
- 春雨 ………………………… 10g
- ピーナッツ ……… 適量(5〜10g)
- 青じそ ……………………… 2枚
- たれ
  - ナンプラー …… 大さじ1(7g)
  - 水 ………… 小さじ½(2.5g)
  - 砂糖 ……… 大さじ¼(2.25g)
  - レモン汁 …… 大さじ¼(3.75g)
  - 赤とうがらし(みじん切り)
    ………………………… ½本分
- 青ねぎ ……………………… 少量

## 作り方
1. エビは殻・背ワタを除き、さっとゆでて縦半分に切る。
2. レタスはせん切りにし、春雨はゆでて水にとり、ざるにあげて食べやすく切る。ピーナッツは粗く砕く。
3. ライスペーパーは水につけてかたく絞ったぬれ布きんにのせ、青じそ・2・1の順にのせて巻く。
4. 生春巻きを切って器に盛り、青ねぎを添え、混ぜ合わせたたれにつけていただく。

### エビは糖尿病の人の味方
エビは高タンパク低脂肪で、ダイエットに適した食材のひとつ。タウリンが豊富で生活習慣病予防にも効果があるとされています。赤い色はアスタキサンチンで、抗酸化作用のあるカロテノイドの一種です。

### もっと手軽に
▶ソースは市販のノンオイル中華ドレッシング等を利用すると、より簡単です。

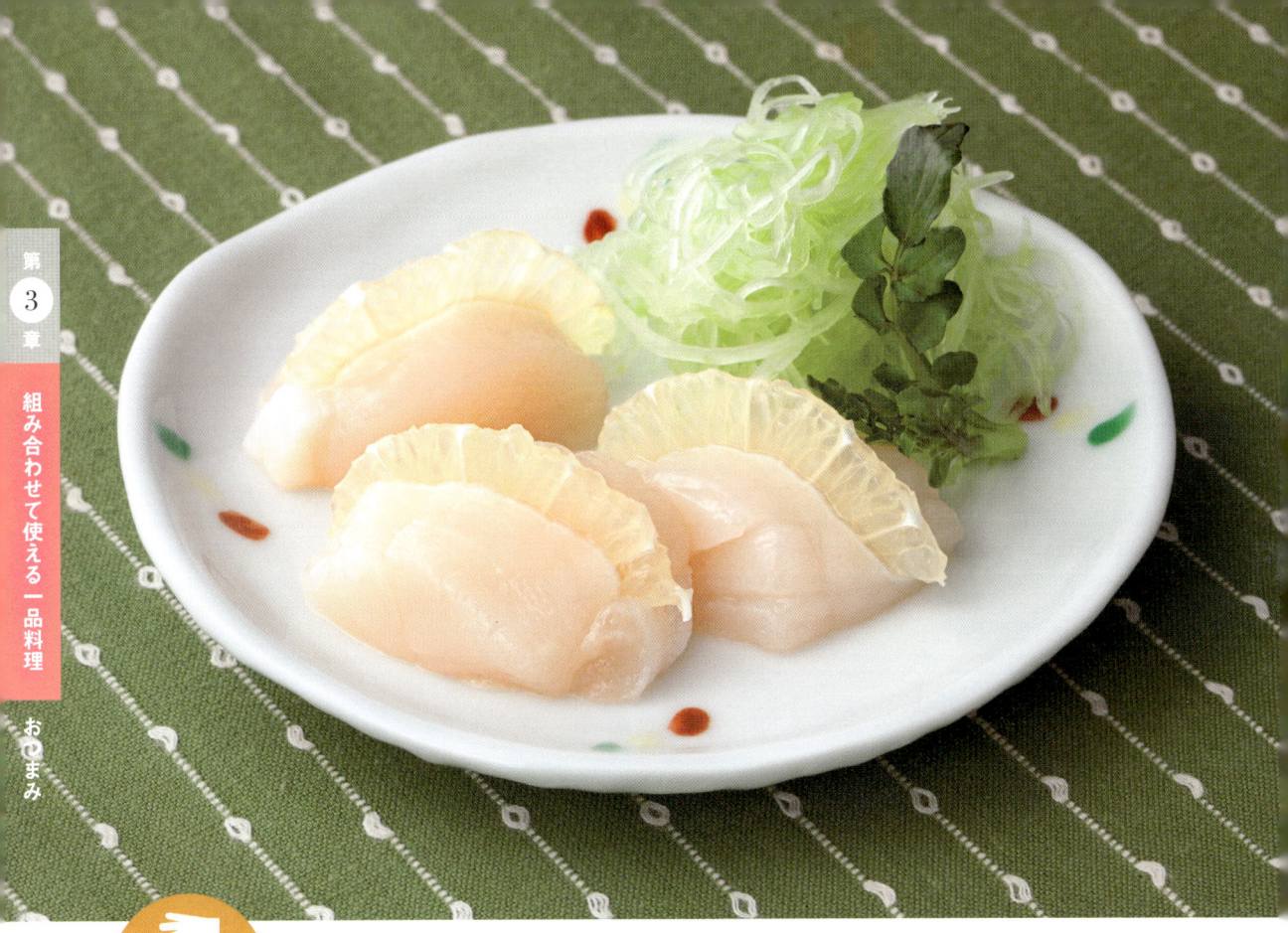

第3章 組み合わせて使える一品料理 おつまみ

**おつまみ**

レモンの酸味がホタテの甘みを引き立てる
## ホタテ貝柱のレモンはさみ

| | |
|---|---|
| 1人分 | 52 kcal |
| 塩分量 | 0.9 g |
| 炭水化物 | 4.2 g |

### 材料(1人分)
- ホタテ貝柱(刺し身用) ···· 1½個
- レモン(輪切り) ········· 1½枚
- きゅうり ············ ⅕本(20g)
- 塩 ················ 少量(0.8g)
- クレソン ················ 適量

### 作り方
1. レモンは皮をむき、半月に切る。きゅうりは皮をむき、かつらむきにしてからせん切りにする。
2. ホタテは半円になるように半分にし、さらに厚みの中央に切り込みを入れ、塩をふってレモンをはさむ。
3. 器に2ときゅうりを盛り、クレソンを添える。

**インスリンの材料・亜鉛**
ホタテは血糖値が高い人が不足しないようにしたい栄養素のひとつ、亜鉛を多く含む食材です。亜鉛は酵素の構成成分で、インスリンの材料になります。

**もっと手軽に**
▶ せん切りきゅうりをスティックきゅうりにかえると手間が省けます。

**おつまみ**

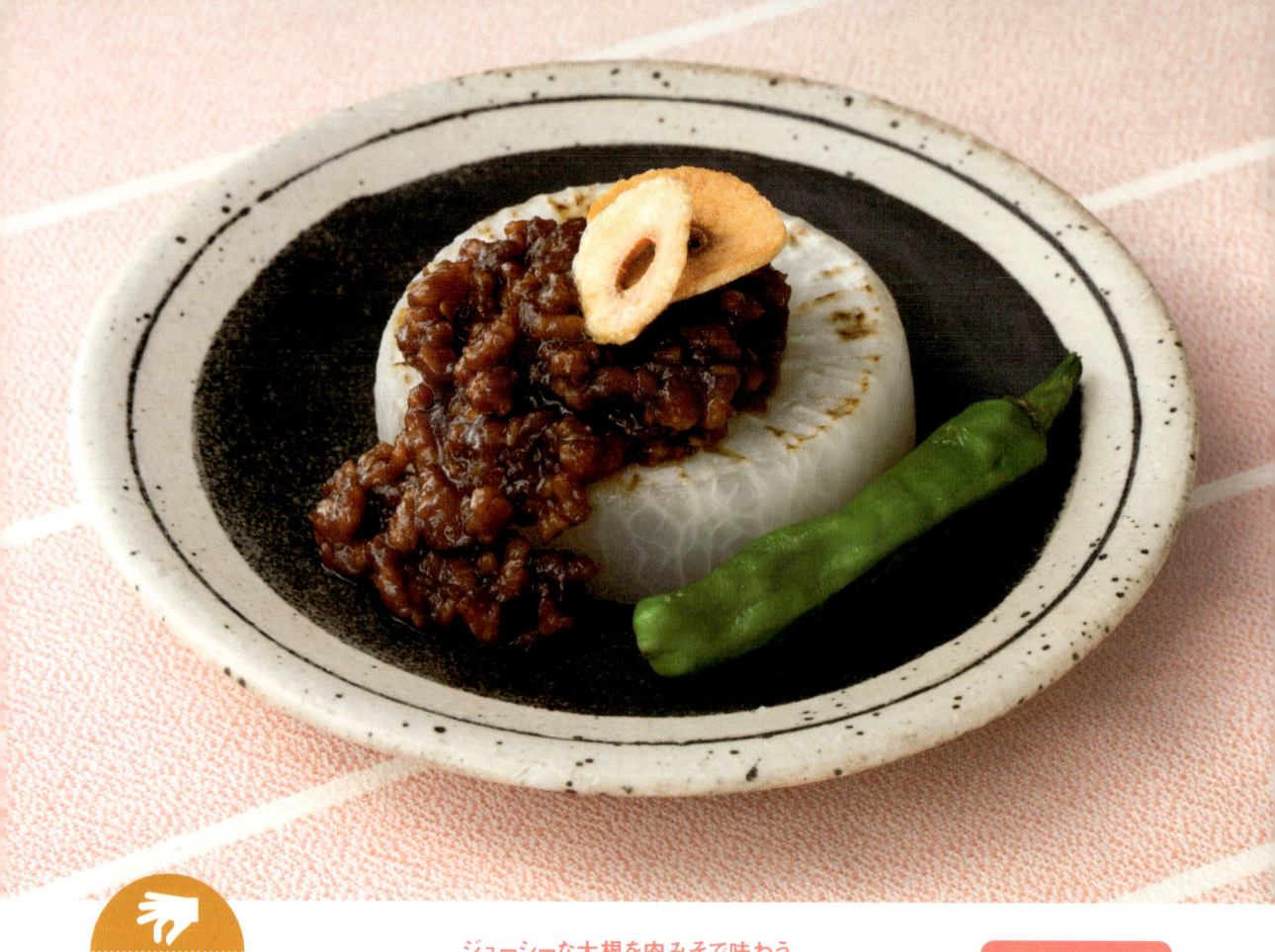

ジューシーな大根を肉みそで味わう
# ふろふき大根のステーキ

| | |
|---|---|
| 1人分 | 200 kcal |
| 塩分量 | 0.8 g |
| 炭水化物 | 14.3 g |

### 材料(1人分)
- 大根 ………… 2cm厚さ1個
- サラダ油 ……… 大さじ1 (12g)
- にんにく ……………… ¼かけ
- 豚ひき肉 ………………… 10g
- 田楽みそ ……… 大さじ1 (18g)
- しょうが(みじん切り)
  …………………… 小さじ1弱
- ねぎ(みじん切り) …小さじ1弱
- ししとうがらし ………… 1本

### 作り方
1. 大根は皮をむいて面どりをし、米のとぎ汁(分量外)でやわらかくなるまでゆでる。
2. フライパンにサラダ油大さじ½、薄切りのにんにくを入れて中火で熱し、カリカリになったら取り出す。水けをふきとった**1**を入れ、両面色よく焼いて取り出す。
3. フライパンをさっと洗って残りのサラダ油を中火で熱し、しょうがとねぎをいため、香りがしたら豚ひき肉を加えていためる。田楽みそを加え、ぽってりするまで練る。
4. 器に大根を盛り、**3**をかけて**2**のにんにくチップをのせ、さっと焼いたししとうがらしを添える。

### ワンポイントアドバイス
- 大根はこんにゃくやかぶ、カリフラワーにかえてもよいでしょう。

# くだもののとり方

**1日の摂取量の目安**

とり方の
コツ

| 大きさ | 目安量 | | 種類 |
|---|---|---|---|
| 大 | ½個 | | りんご・梨<br>グレープフルーツ<br>など |
| 中 | 1個 | | バナナ<br>柿・桃<br>など |
| 小 | 2個 | | みかん<br>など |
| その他 | 手のひらに納まる程度 | | すいか・いちご<br>さくらんぼ<br>など |

ビタミンやミネラル、食物繊維が多く体によい食品であるくだものも、糖分が多いため、食べすぎると血糖値や中性脂肪の値を上げる原因になりかねません。

くだものの1日の適量は、りんご・梨など大ぶりのもので2分の1個。バナナ、桃、柿など中ぐらいのものは1個、みかんなど小さいものは2個、すいかやメロンなどの特大サイズやさくらんぼやいちごなどごく小粒なものは、片手の手のひらに収まる程度です。

また食べるタイミングにも注意が必要です。食事のデザートとして、朝食または昼食に組み入れましょう。朝は体内のエネルギーが枯渇しているので、糖質がすばやくエネルギーに変換される利点があります。一方、夕食後にとると、エネルギーが過剰になり中性脂肪が増えてしまいます。

缶詰やドライフルーツ、ジュースは、生に比べてビタミンが少なく糖度が高いため注意が必要です。

**おやつ**

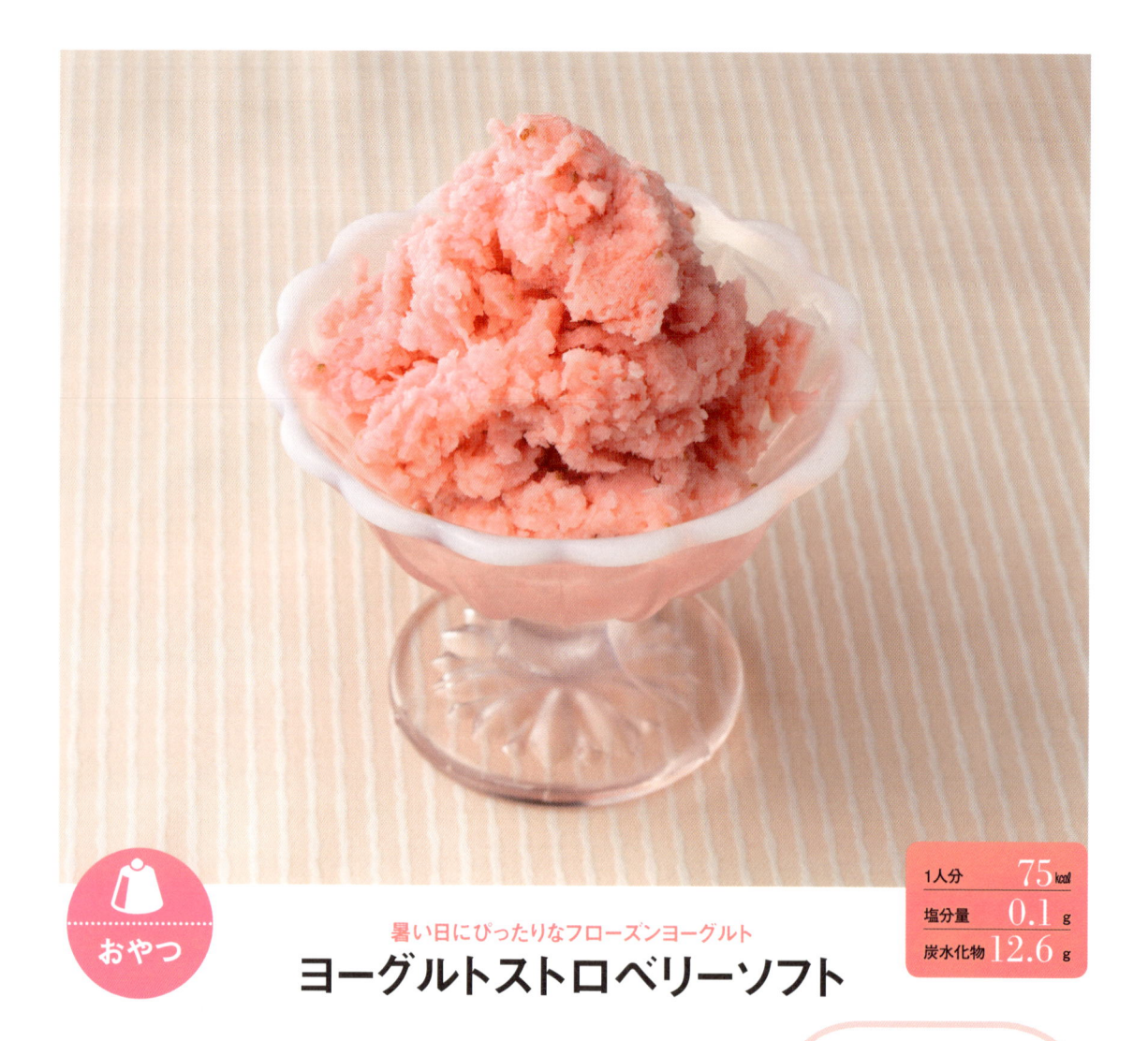

暑い日にぴったりなフローズンヨーグルト
# ヨーグルトストロベリーソフト

| 1人分 | 75 kcal |
| --- | --- |
| 塩分量 | 0.1 g |
| 炭水化物 | 12.6 g |

### 材料(1人分)
低脂肪プレーンヨーグルト
　……………………… 100g
いちご ………… 4個(50g)
砂糖 ………… 小さじ1(3g)

### 作り方
1. いちごはへたを除き、ほかの材料とともにミキサーに入れ、軽く混ぜる。
2. 1をボウルやバットに入れ、冷凍庫で2～3時間冷やしかためる。途中で適宜かき混ぜるとよい。

**ワンポイントアドバイス**
● いちごのほか、メロンやバナナなども利用できます。

**発酵乳製品は低脂肪がポイント**

低脂肪のチーズやヨーグルトをよく食べる人は、まったく食べない人に比べ、糖尿病の発症率が4分の1という報告があります。ただしポイントは「低脂肪」であること。低脂肪でないものでは、発症率に違いはなかったそうです。

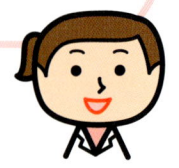

## おやつ

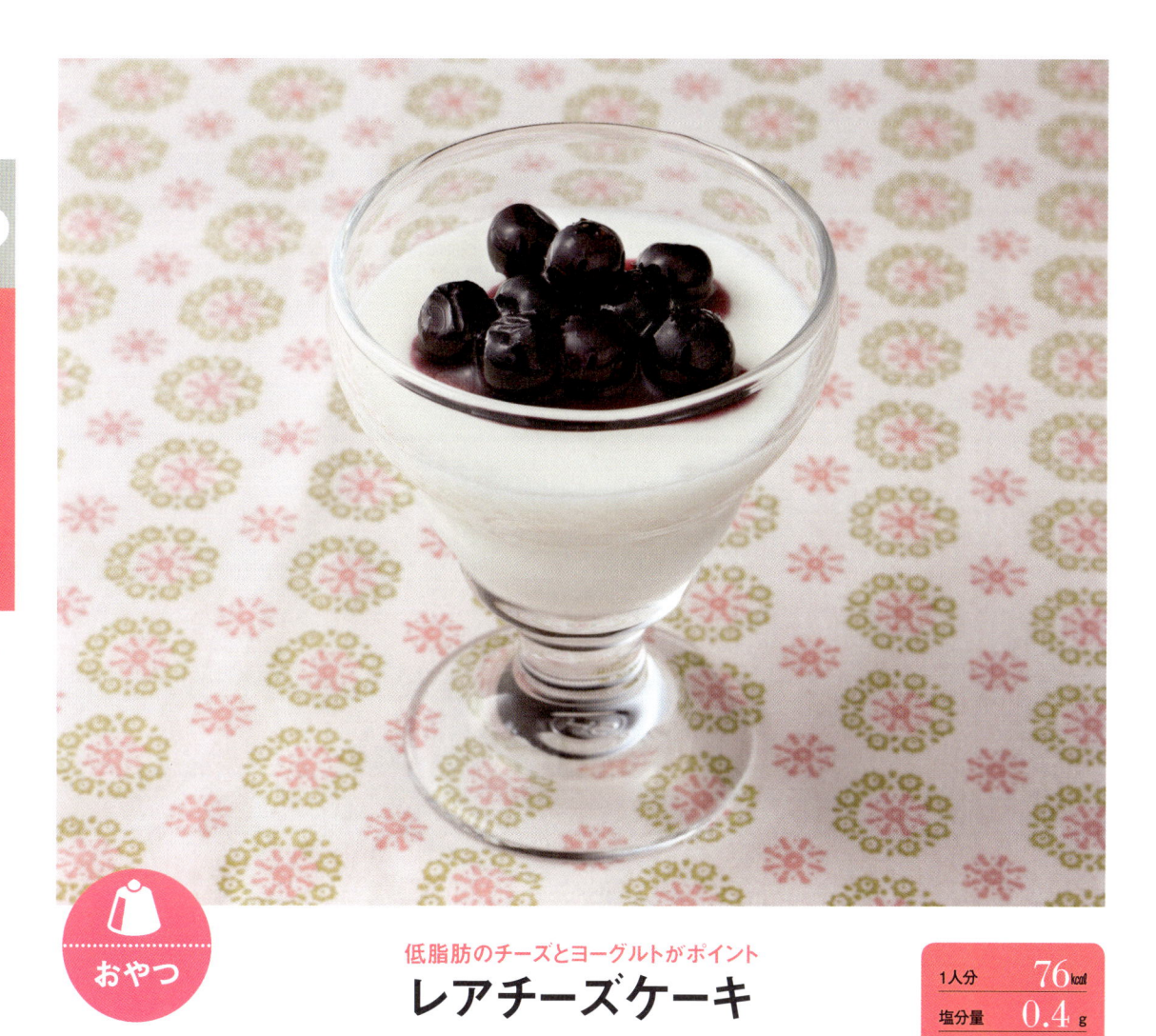

### 低脂肪のチーズとヨーグルトがポイント
# レアチーズケーキ

| 1人分 | 76 kcal |
|---|---|
| 塩分量 | 0.4 g |
| 炭水化物 | 7.7 g |

**材料(1人分)**

A ┬ 低脂肪プレーンヨーグルト
　│　　………… 大さじ2(30g)
　│ カテージチーズ(裏ごしタイプ)
　│　　………… 大さじ2(30g)
　│ 砂糖……… 小さじ1(3g)
　└ ラム酒……… 少量(1g)
水……………… 大さじ1(15g)
粉ゼラチン………………… 2g
B ┬ ブルーベリー……… 8g
　└ 砂糖……… 小さじ½(1.5g)

**作り方**

1 小さめの耐熱容器に水を入れてゼラチンをふり入れ、10分ほどおく。電子レンジ(600W)で約20秒加熱して溶かす。

2 あら熱がとれた1とAを、ボウルなどでよく混ぜる。器に注ぎ、冷蔵庫で冷やしかためる。

3 Bを小さめの耐熱容器に入れ、ラップをふんわりかけて電子レンジで約30秒加熱し、冷蔵庫で冷やす。

4 2に3をのせる。

### ワンポイントアドバイス

● たくさん作る場合は、フードプロセッサーを使って材料を撹拌すると簡単です。

### おやつ

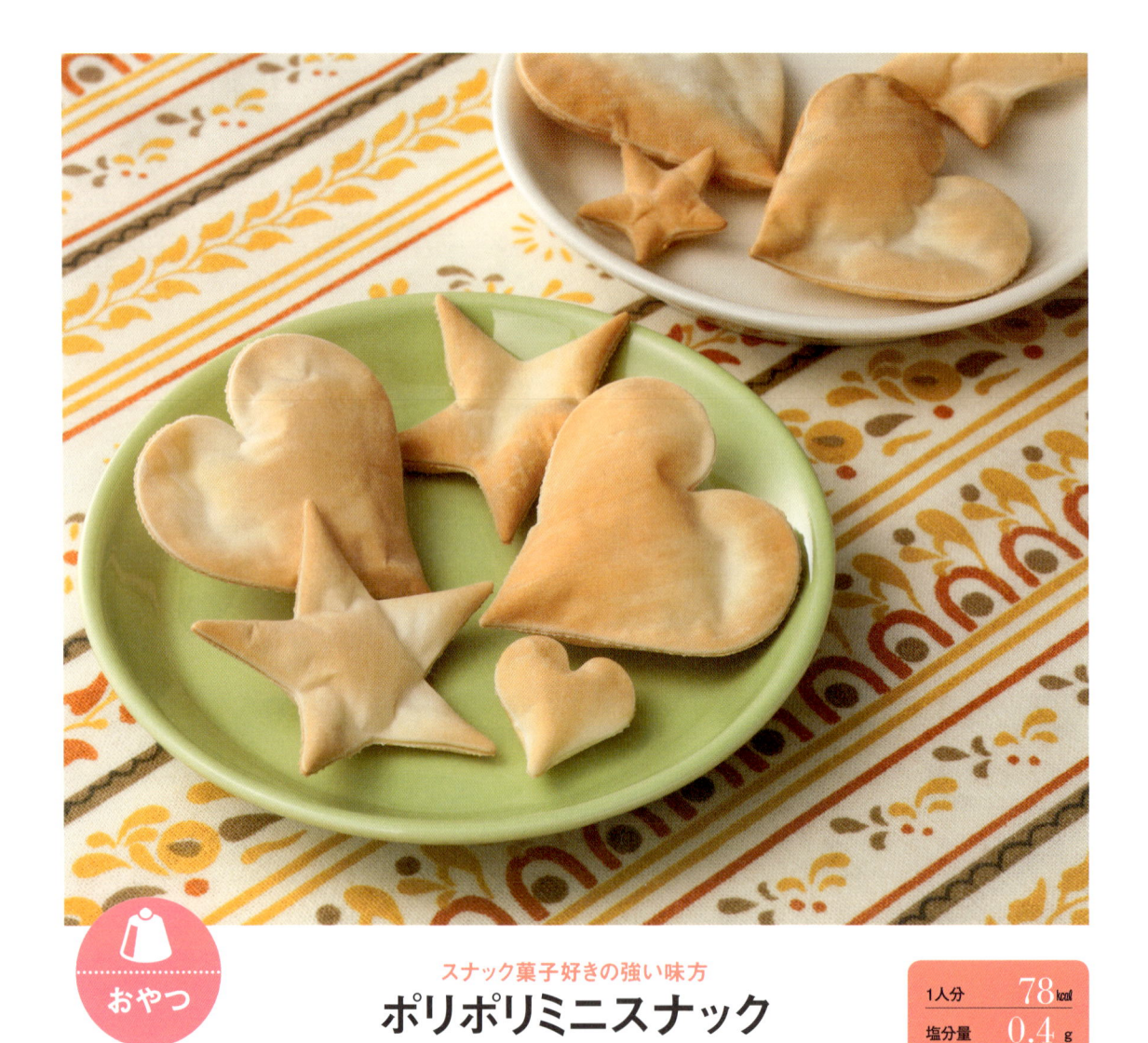

スナック菓子好きの強い味方
# ポリポリミニスナック

| 1人分 | 78 kcal |
| --- | --- |
| 塩分量 | 0.4 g |
| 炭水化物 | 14.1 g |

#### 材料(1人分)

餃子の皮 ……………… 4枚
顆粒コンソメ ……… 少量(1g)
湯 ……………… 大さじ1(15g)
溶き卵 ……………… 適量

#### 作り方

1. 餃子の皮2枚の片面に溶き卵を塗り、もう2枚の片面に湯で溶いたコンソメを塗る。
2. 1の溶き卵を塗った面とコンソメを塗った面を重ね、型抜きでお好みの型に抜く。残りの皮も同様に作る。
3. 200℃に熱したオーブンで約10分、中心がふくらんでこんがりと色づくまで焼く。

#### ワンポイントアドバイス

- スナック菓子が食べたいときには、こんな手作りがおすすめです。
- 青のりやカレー粉でアレンジしてもおいしい。

## これもおすすめ ゼリー3種

### 紅茶のフレーバーで優雅な気分に
### オレンジティーゼリー

**材料(1人分)**
- 紅茶 ½カップ(100g)
- A ┌ 粉ゼラチン 小さじ½(1.5g)
  └ 水 大さじ½(7.5g)
- 砂糖 小さじ2(6g)
- オレンジ ½個(100g)
- ミント 適宜

**作り方**
1. 小さめの耐熱容器に**A**の水を入れてゼラチンをふり入れ、10分程おく。電子レンジ(600W)で約20秒加熱して溶かす。
2. 紅茶はひと煮立ちさせ、**1**を入れて溶かし、砂糖を加えて混ぜる。
3. オレンジは皮をむいて、1房ずつ薄皮から取り出す。
4. 型に**2**を入れ、オレンジを入れて冷蔵庫で冷やしかためる。器に盛り、ミントを飾る。

**ワンポイントアドバイス**
● ゼラチンは溶かす程度とし、沸騰させないこと。沸騰させるとかたまりません。

1人分 68kcal
塩分量 0g
炭水化物 15.9g

### くだもののフレッシュさを生かしたゼリー
### グレープフルーツゼリー

**材料(1人分)**
- グレープフルーツ(果汁) ½個分(60g)
- グレープフルーツ(果肉) ½個分(50g)
- A ┌ 粉ゼラチン 小さじ1(3g)
  └ 水 大さじ1(15g)
- B ┌ 水 ¼カップ(50g)
  └ 砂糖 小さじ2(6g)

**作り方**
1. 小さめの耐熱容器に**A**の水を入れてゼラチンをふり入れ、10分ほどおく。電子レンジ(600W)で約20秒加熱して溶かす。
2. なべに**B**を入れて火にかけ、砂糖が溶けたら火からおろし、**1**を加えて溶かす。
3. 粗熱がとれたらグレープフルーツの果汁を加え、器に流し入れ、冷蔵庫で冷やしかためる。
4. グレープフルーツの果肉をのせる。

1人分 76kcal
塩分量 0g
炭水化物 16.9g

### いちごといちごゼリーのかわいらしい組み合わせ
### いちごのクラッシュゼリー

**材料(1人分)**
- 板ゼラチン 1枚(2.5g)
- いちご 5個(80g)
- A ┌ 白ワイン 大さじ1½(22.5g)
  │ 砂糖 小さじ2(6g)
  └ 水 ½カップ(100g)
- ミント お好みで

**作り方**
1. 板ゼラチンは水(分量外)に入れてふやかす。
2. **A**を耐熱容器に入れて電子レンジ(600W)に20秒ほどかけ、板ゼラチンを加えて溶かす。小さめのバットに薄く流し、冷蔵庫で冷やしかためる(または氷水に当ててかためる)。
3. へたを取ったいちごを器に盛り、**2**をフォークでかきとりながらかけ、お好みでミントを添える。

1人分 61kcal
塩分量 0g
炭水化物 13.2g

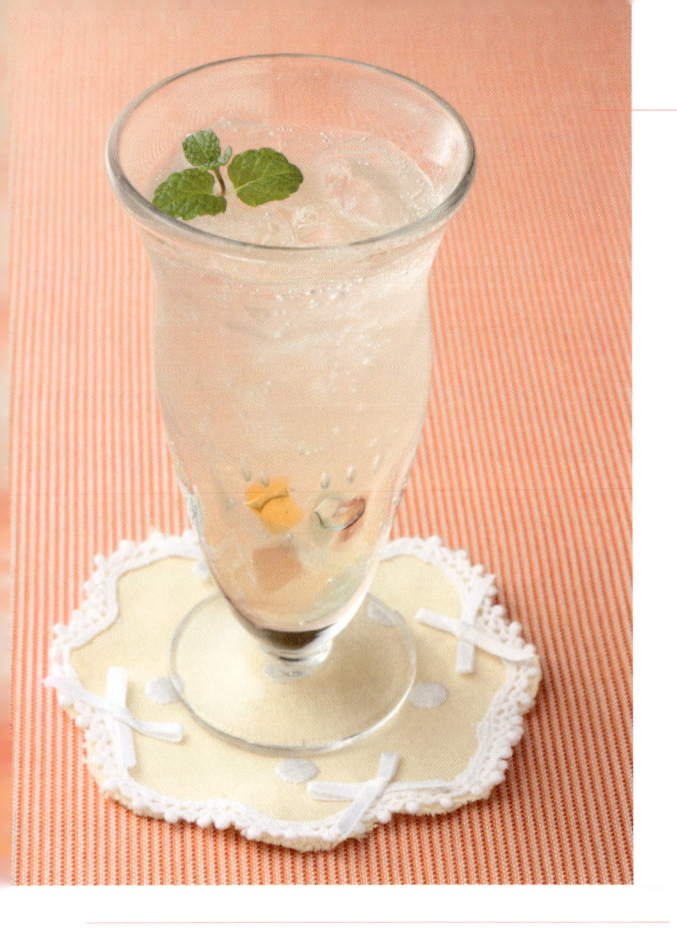

**レモンスカッシュも手作りで低カロリー**

# スカッとレモン

ドリンク

### 材料(1人分)
炭酸水………½カップ(100g)
レモン汁………大さじ1(15g)
クラッシュアイス………適量
ミント………適量

### 作り方
グラスにクラッシュアイスをたっぷり入れ、炭酸水・レモン汁を注ぎ、ミントを飾る。

| 1人分 | 4 kcal |
|---|---|
| 塩分量 | 0 g |
| 炭水化物 | 1.3 g |

---

**トマトジュースにひと手間加えてさわやかに**

# ビネガートマトドリンク

### 材料(1人分)
トマトジュース(食塩無添加)
………¾カップ(150g)
りんご酢………大さじ1(15g)
氷………お好みで
ミニトマト………1個

### 作り方
1 トマトジュースにりんご酢を加え、好みで氷を入れる。
2 ミニトマトをのせる。

| 1人分 | 32 kcal |
|---|---|
| 塩分量 | 0 g |
| 炭水化物 | 7.1 g |

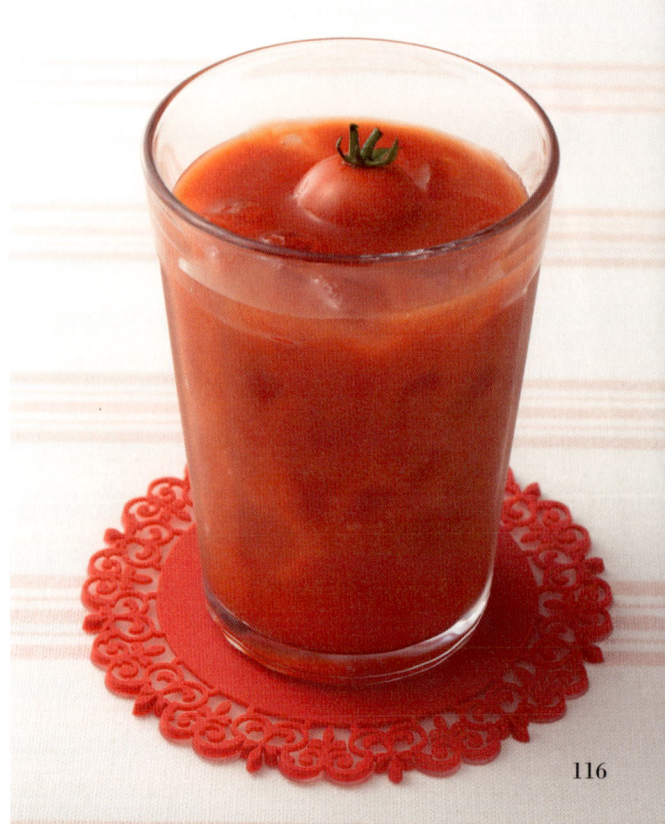

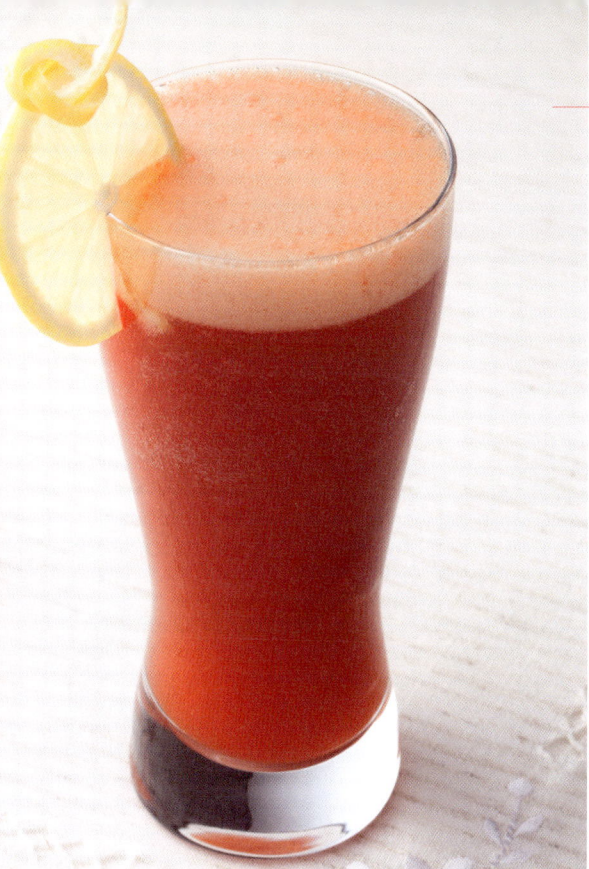

第3章 組み合わせて使える一品料理 ドリンク

## ノンアルコールビールをカクテルにアレンジ
# レッドアイ

### 材料(1人分)

ノンアルコールビール
　……………½カップ(100g)
トマトジュース(食塩無添加)
　……………½カップ(100g)
レモン(薄切り) …………1枚

### 作り方
グラスにノンアルコールビールとトマトジュースを混ぜて注ぎ、レモンを飾る。

| 1人分 | 32 kcal |
|---|---|
| 塩分量 | 0 g |
| 炭水化物 | 7.6 g |

## 朝食におすすめのお手軽スムージー
# 野菜スムージー

### 材料(1人分)

小松菜…………⅕束(50g)
キャベツ…………1枚(50g)
りんご……………⅕個(50g)
レモン汁………小さじ1(5g)
氷…………………………適量
水………………¼カップ(50g)
レモン(薄切り) …………1枚

### 作り方
1 ミキサーに薄切りのレモン以外の材料を入れて、撹拌する。
2 グラスに注ぎ、レモンを飾る。

| 1人分 | 51 kcal |
|---|---|
| 塩分量 | 0 g |
| 炭水化物 | 12.4 g |

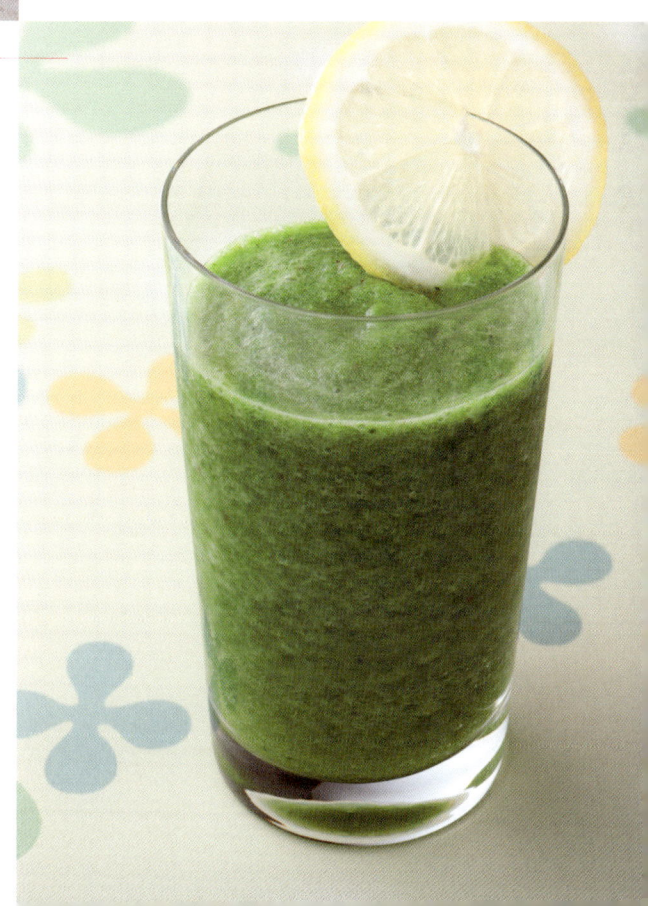

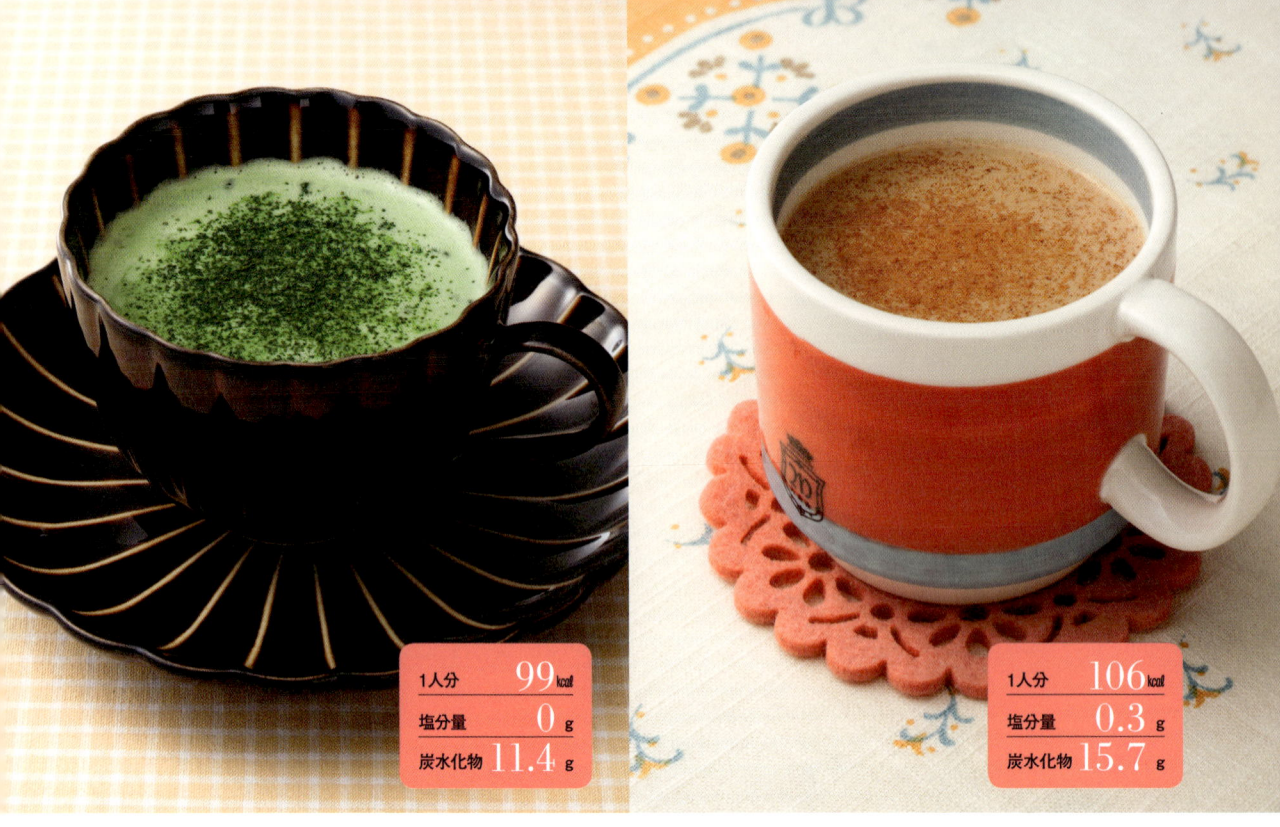

| | |
|---|---|
| 1人分 | **99** kcal |
| 塩分量 | 0 g |
| 炭水化物 | 11.4 g |

| | |
|---|---|
| 1人分 | **106** kcal |
| 塩分量 | 0.3 g |
| 炭水化物 | 15.7 g |

豆乳のクセを抹茶がまろやかにして飲みやすく
## ソイグリーンティー

### 材料(1人分)
無調整豆乳 …… ¾カップ(150g)
抹茶 …………… 適量(3g)
はちみつ ……… 小さじ1(7g)
湯 ……………… 大さじ2(30g)

### 作り方
1. 抹茶は60℃くらいの湯とよく混ぜる。
2. 無調整豆乳を小なべで温めて、1とはちみつを加えて混ぜる。
3. カップに注ぎ、お好みで抹茶をふる。

**ワンポイントアドバイス**
● 沸騰させるとゆばができたり、豆乳の香りが強く出たりします。ふつふつとする程度にとどめるのがポイントです。

煮出すことで紅茶の風味と牛乳のコクがアップ
## シナモンミルクティー

**ドリンク**

### 材料(1人分)
低脂肪牛乳 ……1カップ弱(180g)
紅茶の茶葉 ……………… 5g
はちみつ ……… 小さじ1(7g)
シナモン ……………… 適量

### 作り方
1. 低脂肪牛乳をミルクパンに入れて温め、紅茶の茶葉を加えて3分程度煮出す。
2. 茶こしで1をこし、はちみつを加えて混ぜる。
3. カップに注ぎ、お好みでシナモンをふる。

知っておくと便利な

# それでも食べたいときのコツ

## たっぷり食べたいときは低カロリー食材にかえる

同じ80kcalでも、鶏もも肉（皮つき）なら40gですが、ささ身なら倍の80g。同様に和牛サーロイン30g、豚ヒレ肉60g、厚揚げ豆腐50g、絹ごし豆腐150gなど、これらはすべて同じ80kcalです。たっぷり食べたいときは食材を低カロリーのものにかえて、ボリュームを出しましょう。きのこや海藻、こんにゃくなど、低カロリーな食材を加えるのもよい方法です。

## 食べ方のひと工夫で血糖値の急上昇を予防

野菜料理から食べる（P.19）のと同じ要領で、外食でサラダなどが出されない場合は、酢の物や椀物を先に食べるとよいでしょう。また、すしならシャリを小さく握ってもらうのもおすすめ。焼き肉は、肉を食べたらサンチュやナムルを必ず食べる。焼き鳥は、肉と同じ数だけ野菜の串焼きも一緒に食べる、といったルールを設け、野菜をたっぷりとるようにします。

## 前後数日で調節して制限カロリー内を保つ

宴会や会食でカロリーの調節が難しい日は、前後の日の摂取カロリーを減らして調節しましょう。食べすぎてしまったときも同様に、2〜3日後の食事のカロリーを食べすぎた分だけ減らして調節しましょう。また、血糖コントロールが順調ならば、月に1度、ご褒美の日を設けて好きなものを食べてもよいでしょう。ただし、薬物療法をしている方は該当しません。主治医と相談してください。

## インスタント食品や加工食品をカロリーダウン

インスタントのめん類なら、ノンフライめんを選ぶことでカロリーがダウンします。ゆで野菜をプラスする、調味油が付属している場合は使用量を減らす、といった工夫もおすすめ。揚げ物を購入した場合は、キッチンペーパーなどにのせて電子レンジで温めると、余分な脂が吸収されカロリーを減らせます。ベーコンやソーセージにも、同じ方法が使えます。

# みんなの糖尿病体験談

## 私はこれで改善しました！

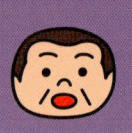

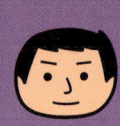

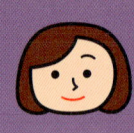

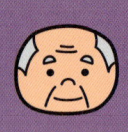

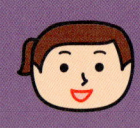

---

### Aさん　32歳　調理師（男）

## 食べることが好きな調理師さん 2年で40kgの減量に成功

身長180cm、体重120kg、BMI37あったAさん。1日1800キロカロリー以内におさめる食事療法と1日1万歩の運動療法で、2年かけて40kgの減量に成功。血糖値も正常になりました。

**――血糖値を意識したきっかけは何ですか？**

風邪をひいて病院へいったら、血液検査を受けるように言われ、その検査で高血糖を指摘されました。

高校時代から体格が大きく太めで、部活も柔道部。食べることが大好きで調理師になりました。たしかに洋食屋で働きはじめてからは活動量が減って、一段と太りましたが、元気だけが取り柄だと思っていたので、高血糖を指摘されたときはショックでした。

**――減量を始めたきっかけは何ですか？**

糖尿病教室の受講です。そこで糖尿病の食品交換表（P36）を使い、1ヵ月間カロリー計算をするという課題がでました。それまでカロリー計算なんてしたことはありませんでした。

最初は面倒でしたが慣れると簡単で、これなら続けられそうだと思いました。また医師から運動療法の講義も受け、万歩計をつけて1日1万歩歩こうと決意しました。

**――継続できた理由はどこにありましたか？**

糖尿病教室終了後も個別指導を受けて、管理栄養士さんにフォローしてもらいました。一人暮らしで料理を自分で作っていましたが、マンネリ化することが多かったので、エネルギーを控えるための調理方法や食材の選び方、レシピなどを提供してもらえたのが助かりました。仕事が調理師ですから、自炊できたのも強みですかね。

それともうひとつ。体が大きく太っていたので、着られる服がオーバーオールだけでした。だから、普通の服でかっこよく街を歩きたいといつも思っていました。それもあってがんばることができたのだと思います。

二度とその当時のオーバーオールを着なくてすむようにすることが、今の私のポリシーです。

---

### Bさん　60歳　警備員（男）

## 勤務に合わせ食事内容を変更 薬が不要なほど血糖値が安定

日勤の日と夜勤の日があり、食生活が乱れがちだったBさん。それぞれに合わせた食事パターンを決め、活動量を増やす

——血糖コントロール改善に取り組むきっかけとなったのは何ですか？

HbA1cが10.3%に悪化し、医師から教育入院をすすめられました。病院の食事が規則正しいのはわかります。でも、退院すればどうせ不規則な生活に戻るんだからと思い、「入院する必要がありますか？」と医師に尋ねると「あなたの生活パターンに合わせた食事のとり方や運動について指導します」と言われました。気はすすみませんでしたが、しかたなく入院しました。

——入院してどんなことを感じましたか？

病院食を食べることでみるみる血糖値が下がり、びっくりしました。こんな食事を3食するといいんだと、身をもってわかりました。

それまで夜勤の日は、食事以外にカップラーメンやスナック菓子なども食べていました。これでは血糖値、下がりませんね。しかも夜勤明けは家に帰るとたっぷり食べて、すぐ寝ていました。さらに、毎日寝る前のビール大びん1本の晩酌が楽しみでした。おつまみも多かったと思います。

——食事はどのように変えたのですか？

管理栄養士さんと相談して、日勤と夜勤の日の食事時間と食事内容を具体的に決めました。特に寝る前の食事では揚げものを控え、野菜中心を心がけました。アルコールは週1〜2回、350mlの缶ビール1本までとしました。今までケース買いでしたが、飲む日に1本だけ買うようにしました。これがうまくいきましたね。

——警備の仕事はお忙しいと思いますが、運動療法はどのように取り入れましたか？

トレーナーさんが自分に合った運動量や歩き方を指導してくれました。仕事中はエレベーターは使わず階段を使うようにしました。これで、1日1万歩以上を達成できました。通勤も自転車をやめて歩くようにしました。

## 夜型の生活で体重上昇 夕食の分割食で体重8kg減

**Cさん** 46歳 会社員（男）

多忙で帰宅が遅く、夜食をたっぷりとってはすぐ寝て、朝食を抜く生活習慣になったことで、体重もHbA1cも上昇。娘さんの「お父さん最近太ってかっこ悪い」のひと言に奮起し、ダイエットを開始。半年で体重8kg減、HbA1cも7.4%から6.1%へと改善しました。

——ダイエットをしたきっかけは何ですか？

仕事が忙しくなり、帰宅時間は22〜24時。自然と夕食も遅くなるので、夕方にお菓子を食べてしのいでいました。好きなものはチョコレートやクッキー。帰宅してからは好物の肉料理をガッツリ食べて、明日に備えてすぐ寝る生活。夜型の生活になってからHbA1cも体重も上昇。「おなかが出てきて、かっこ悪い」と娘から言われ、悩んでいました。

——どんな点に注意してダイエットしたのですか？

夜遅い食事が悪いことはわかっています。でも、仕事があるからしかたがないと思い、あきらめていました。

病院の管理栄養士さんに相談したところ、夕方のお菓子をやめて、夕食の主食を先に食べてはどうかという提案がありました。夕食の分割食ですね。血糖値の上がりやすい炭水化物を寝る前ではなく、夕方食べるのは得策だと思い、実行しました。おにぎりやそばなどを食べる

うにしました。お菓子ではおなかいっぱいにはなりませんでしたが、主食をとると満足感がありますね。帰宅してからは野菜中心のおかずのみで、すませることができるようになりました。

——お昼は外食ですか？

ほとんど外食です。今まではメニューを気にせず、食べたい物を食べていました。でも今は、和風定食や低カロリーメニューのあるお店を選んでいます。お弁当を買うときは1日分の摂取カロリー量の3分の1の600キロカロリーを目安に選び、さらに野菜料理を1品追加しています。

——運動は何か始めましたか？

家から最寄り駅までバス通勤しました。低血糖症状が治まるまでジュースやお菓子を食べ続けべればよいかわかるようになり、食べすぎなくなりました。低血糖後の高血糖もなくなりました。低血糖で意識がなくなり、救急車で運ばれたことが数回あ

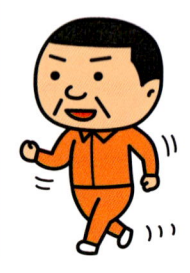

### Dさん
61歳 自営業（女）

## 低血糖の対応にポイントを置き血糖コントロールに成功

30年来の糖尿病のDさん。インスリンの導入や教育入院を経ても、HbA1cの値に改善が見られませんでした。そこで、低血糖（P31）の対応にポイントを置いた栄養相談を繰り返し実施。栄養相談前9％以上あっ

たHbA1cも、6％台後半を維持できるようになりました。

——当初、血糖コントロールがうまくいかなかった原因は何ですか？

したり……。そのせいか、あとで必ず高血糖になってしまっていました。

——低血糖時の補食を見直すきっかけは何でしたか？

栄養相談で、血糖値と一緒に何を食べたか内容と量を記入するように言われました。この記録をつけるようにしてから、血糖値に応じて何をどの程度食ですが、往復2区間歩くようにしました。土・日曜は娘と一緒にプールに通っています。おかげで娘と話す時間が長くなりました。楽しいですよ。

### Eさん
66歳 会社相談役（男）

## 自分で目標を設定し飲酒量も調節栄養相談を定期的に行い、成功へ

高血圧治療のため循環器内科を受診していたのですが、高血糖を指摘され、糖尿病教室に参加するようすすめられました。当初、糖尿病についての知識はまったくなく、自分の食事量についても考えたことがありませんでした。

——糖尿病教室を受講したきっかけは何ですか？

「アルコールが一番の楽しみです」とおっしゃっていたEさん。糖尿病教室を受講し、自分なりの目標を決め、食事療法を実践することで、HbA1cが正常に！ 体重も7kg、ウエストも8cm減り、血圧も正常化しました。

——糖尿病教室に参加されて、何が変わりましたか？

食べるとすぐ血糖値が上がると思っていたのも間違いでしたね。今はまず低血糖用のブドウ糖タブレット10gで対応し、20～30分は安静にしています。

122

## 食事記録をつけて意識が変化 血糖管理も自発的に取り組む

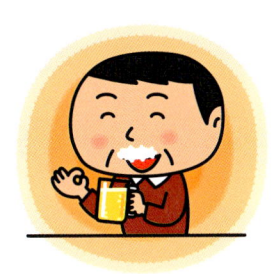

**Fさん** 70歳 主婦（女）

糖尿病性の腎症を発症しているFさん。たんぱく・塩分制限が必要ですが、家族や友人に合わせた食事が多く、早急な食生活の改善が求められていました。

――食事療法を始められたきっかけは何ですか？

糖尿病だったにも関わらず、夕食は娘夫婦や孫に合わせた高たんぱくで高塩分の食事が多く、昼食もスイミングや習いごと、友人とのお付き合いなどで外食をする機会が多い毎日。甘い物も好きで、おやつの時間が楽しみでした。しかし、医師からはそんなことを続けていると透析になりますよと指摘され、栄養相談を受けることになりました。

――栄養相談では、どんな指導内容でしたか？

まず、食事記録をつける日を設けて、たんぱく質や塩分の摂取量を計算してみることにし

医師に、1日の摂取カロリーの目安は1600キロカロリーと言われていましたが、どのくらいの量が1600キロカロリーか想像がつきませんでした。糖尿病教室に参加して食事記録をつけたところ、1日平均3500キロカロリーとっていることがわかりました。目標量の2倍以上エネルギーをとっていることがわかり、驚きました。特に主食や油を使ったおかずとアルコールの量が多いことに気づきました。糖尿病教室を受講して適正量がわかり、よかったと思います。

――目標を決めて、努力しようと思った理由は何ですか？

実は妻も糖尿病で、脳梗塞で倒れてからは、理解力がしっかりしないと誰も面倒を見てくれませんからね。息子夫婦とは別居していますし、子どもには面倒をかけたくありません。

それともうひとつの理由は、薬の量を増やしたくないと思っ

たからです。血圧の薬だけで十分です。

――目標はどのように決めましたか？

まずは、食事上の問題点ワースト3を克服しようと思い、栄養教室の講義をもとに、自分が実践可能な目標を決めました。

① アルコールは1日置きに350mlの缶ビール1本
② 主食量を守る
③ 油を使う料理は1日1回まで

この3点です。

そして、この目標を継続できるように定期的に個別の栄養相談を申し込みました。一人では挫折したかもしれません。定期的なサポートがあったので、がんばれたと思います。

した。たんぱく質を1日50gに抑えるよう指示されていましたが、実際には80g近くとっていました。魚、肉、卵、大豆製品、乳製品を半量にして、低たんぱくの主食を組むようにとのアドバイスがありました。

――指導内容を守れましたか？

透析を受けたくないとの思いがあったので、できることは実行しました。主食に低たんぱく質のごはんやパン、パスタなどを組み入れました。おかずを半量にし、外出の際はお弁当を持参するようになりました。間食をやめ、お菓子を食べたいときはインスリンを打つタイミングで少量食べることにしました。

血糖管理も大事ですよね。その結果HbA1cは9・1%から7・3%に改善しました。腎機能も、透析をしなくてよい状態を維持できています。

# 栄養成分値一覧

『日本食品用標準成分表2010』(文部科学省)に基づいて算出しています。同書に記載のない食品は、それに近い食品(代用品)の数値で算出しました。1人分(1回分)あたりの成分値です。煮物やなべ料理など、煮汁が残る食品については、可食部(食べる分)について計算しました。市販品は、メーカーから公表された成分値のみ合計しています。
数値の合計の多少の相違は計算上の端数処理によるものです。

| | | 掲載(ページ) | エネルギー(kcal) | たんぱく質(g) | 脂質(g) | 炭水化物(g) | カリウム(mg) | カルシウム(mg) | 鉄(mg) | 亜鉛(mg) | ビタミンA(レチノール当量)(μg) | ビタミンB$_1$(mg) | ビタミンB$_2$(mg) | ビタミンC(mg) | n-3系多価不飽和脂肪酸(g) | コレステロール(mg) | 食物繊維(g) | 食塩相当量(g) |
|---|---|---|---|---|---|---|---|---|---|---|---|---|---|---|---|---|---|---|
| | **朝食** | | | | | | | | | | | | | | | | | |
| | 温泉卵のもずくあんかけ | 42 | 87 | 6.6 | 5.2 | 2.7 | 81 | 41 | 1.3 | 0.8 | 83 | 0.03 | 0.23 | 0 | 0.09 | 211 | 0.7 | 0.7 |
| | わかめとおかかのあえ物 | 42 | 44 | 3 | 2.2 | 3.9 | 145 | 17 | 0.5 | 0.2 | 26 | 0.04 | 0.03 | 9 | 0.04 | 5 | 1.1 | 1 |
| | 小松菜としめじのみそ汁 | 42 | 38 | 4.2 | 0.9 | 4.2 | 324 | 130 | 1.9 | 0.4 | 78 | 0.06 | 0.08 | 13 | 0.09 | 17 | 2 | 1.4 |
| | フルーツヨーグルト | 42 | 87 | 3.9 | 3.1 | 11.4 | 205 | 124 | 0.1 | 0.5 | 36 | 0.06 | 0.16 | 6 | 0.01 | 12 | 1.7 | 0.1 |
| | ごはん(胚芽精米) | 42 | 251 | 4.1 | 0.9 | 54.6 | 77 | 8 | 0.3 | 1.1 | 0 | 0.12 | 0.02 | 0 | 0 | 0 | 1.2 | 0 |
| | 朝食合計 | | 507 | 21.8 | 12.3 | 76.8 | 832 | 320 | 4.1 | 3 | 223 | 0.31 | 0.52 | 28 | 0.25 | 245 | 6.7 | 3.3 |
| **1日目の献立** | **昼食** | | | | | | | | | | | | | | | | | |
| | 牛肉のしゃぶしゃぶ | 44 | 269 | 21.6 | 13.6 | 14.4 | 631 | 185 | 2.8 | 4.9 | 24 | 0.19 | 0.27 | 47 | 0.04 | 54 | 4.2 | 1.4 |
| | サワー漬け | 44 | 47 | 0.9 | 0.1 | 10.8 | 273 | 33 | 0.3 | 0.2 | 150 | 0.04 | 0.03 | 13 | 0.01 | 0.0 | 1.9 | 1.1 |
| | りんご | 44 | 38 | 0.1 | 0.1 | 10.3 | 78 | 2 | 0 | 0 | 1 | 0.01 | 0.01 | 3 | 0 | 0 | 1.1 | 0 |
| | ごはん(胚芽精米) | 44 | 251 | 4.1 | 0.9 | 54.6 | 77 | 8 | 0.3 | 1.1 | 0 | 0.12 | 0.02 | 0 | 0 | 0 | 1.2 | 0 |
| | 昼食合計 | | 605 | 26.7 | 14.7 | 90.1 | 1059 | 228 | 3.4 | 6.2 | 175 | 0.36 | 0.33 | 63 | 0.07 | 54 | 8.4 | 2.6 |
| | **夕食** | | | | | | | | | | | | | | | | | |
| | アジの梅煮 | 46 | 197 | 28.3 | 4.6 | 11.7 | 1157 | 127 | 1.7 | 1.2 | 16 | 0.14 | 0.26 | 6 | 1.01 | 110 | 1.9 | 2.8 |
| | かぼちゃのそぼろいため煮 | 46 | 149 | 9.2 | 5.3 | 16.1 | 460 | 45 | 1.1 | 0.9 | 204 | 0.33 | 0.14 | 32 | 0.26 | 27 | 2.8 | 0.8 |
| | ほうれん草とにんじんのみそ汁 | 46 | 43 | 4.4 | 1 | 4.9 | 470 | 106 | 2 | 0.6 | 243 | 0.06 | 0.11 | 18 | 0.13 | 17 | 2.3 | 1.4 |
| | ごはん(胚芽精米) | 46 | 251 | 4.1 | 0.9 | 54.6 | 77 | 8 | 0.3 | 1.1 | 0 | 0.12 | 0.02 | 0 | 0 | 0 | 1.2 | 0 |
| | 夕食合計 | | 640 | 46.0 | 11.8 | 87.3 | 2164 | 286 | 5.1 | 3.8 | 463.0 | 0.65 | 0.53 | 56 | 1.42 | 154 | 8.2 | 5 |
| | **1日目合計** | | 1752 | 94.6 | 38.8 | 254.1 | 4055 | 834 | 12.6 | 13 | 861 | 1.32 | 1.38 | 147 | 1.74 | 453 | 23.3 | 10.8 |
| | **朝食** | | | | | | | | | | | | | | | | | |
| | オクラ入り納豆 | 48 | 120 | 9.7 | 5.2 | 10 | 460 | 91 | 1.9 | 1.3 | 28 | 0.08 | 0.33 | 6 | 0.37 | 0 | 5.9 | 0.8 |
| | トマトの酢の物 | 48 | 48 | 1.1 | 0.1 | 11.3 | 296 | 16 | 0.3 | 0.2 | 63 | 0.07 | 0.03 | 20 | 0 | 0 | 1.7 | 0.5 |
| | 白菜としめじのみそ汁 | 48 | 42 | 4.4 | 1 | 5.6 | 322 | 101 | 1.3 | 0.5 | 4 | 0.07 | 0.07 | 12 | 0.08 | 17 | 2.4 | 1.4 |
| | 焼きのり | 48 | 6 | 1.2 | 0.1 | 1.3 | 72 | 9 | 0.3 | 0.1 | 69 | 0.02 | 0.08 | 6 | 0.02 | 1 | 1.1 | 0 |
| | ごはん(胚芽精米) | 48 | 251 | 4.1 | 0.9 | 54.6 | 77 | 8 | 0.3 | 1.1 | 0 | 0.12 | 0.02 | 0 | 0 | 0 | 1.2 | 0 |
| | 朝食合計 | | 467 | 20.5 | 7.3 | 82.8 | 1227 | 224 | 4.1 | 3.2 | 164 | 0.36 | 0.52 | 44 | 0.51 | 18 | 12.3 | 2.8 |
| **2日目の献立** | **昼食** | | | | | | | | | | | | | | | | | |
| | サンドイッチ | 50 | 363 | 17.5 | 6.6 | 58 | 339 | 39 | 2 | 3.1 | 24 | 0.37 | 0.17 | 13 | 0.07 | 30 | 6.3 | 2.4 |
| | 海藻サラダ | 50 | 105 | 14.1 | 2.9 | 8.2 | 418 | 117 | 1.8 | 1.5 | 84 | 0.09 | 0.1 | 12 | 0.11 | 123 | 4.1 | 1.8 |
| | 低脂肪牛乳 | 50 | 97 | 8 | 2.1 | 11.6 | 399 | 273 | 0.2 | 0.9 | 27 | 0.08 | 0.38 | 0 | 0 | 13 | 0 | 0.3 |
| | バナナ | 50 | 83 | 1.1 | 0.2 | 21.6 | 346 | 6 | 0.3 | 0.2 | 5 | 0.05 | 0.04 | 15 | 0 | 0 | 1.1 | 0 |
| | 昼食合計 | | 648 | 40.7 | 11.8 | 99.4 | 1502 | 435 | 4.3 | 5.6 | 140 | 0.59 | 0.69 | 40 | 0.18 | 166 | 11.5 | 4.5 |

124

| | | 掲載(ページ) | エネルギー(kcal) | たんぱく質(g) | 脂質(g) | 炭水化物(g) | カリウム(mg) | カルシウム(mg) | 鉄(mg) | 亜鉛(mg) | ビタミンA(レチノール当量)(μg) | ビタミンB₁(mg) | ビタミンB₂(mg) | ビタミンC(mg) | n-3系多価不飽和脂肪酸(g) | コレステロール(mg) | 食物繊維(g) | 食塩相当量(g) |
|---|---|---|---|---|---|---|---|---|---|---|---|---|---|---|---|---|---|---|
| | 夕食 | | | | | | | | | | | | | | | | | |
| | サバのレモン風味焼き | 52 | 195 | 15.6 | 9.2 | 12.3 | 427 | 43 | 1.6 | 1.1 | 258 | 0.16 | 0.27 | 41 | 0.97 | 94 | 2.8 | 1.6 |
| | 水菜とカニかまのからしごまあえ | 52 | 64 | 4.9 | 2.9 | 5.8 | 292 | 190 | 1.7 | 0.6 | 59 | 0.07 | 0.1 | 28 | 0.03 | 3 | 2.1 | 1.1 |
| | ピリ辛こんにゃく | 52 | 30 | 0.4 | 2 | 3.7 | 45 | 32 | 0.4 | 0.1 | 2 | 0 | 0.01 | 0 | 0.01 | 0 | 1.6 | 0.6 |
| | ごはん(胚芽精米) | 52 | 251 | 4.1 | 0.9 | 54.6 | 77 | 8 | 0.3 | 1.1 | 0 | 0.12 | 0.02 | 0 | 0.02 | 0 | 1.2 | 0 |
| | 夕食合計 | | 540 | 25 | 14.9 | 76.4 | 841 | 273 | 4 | 2.9 | 319 | 0.35 | 0.4 | 69 | 1.03 | 97 | 7.7 | 3.3 |
| | 2日目合計 | | 1655 | 86.2 | 34 | 258.6 | 3570 | 932 | 12.4 | 11.7 | 623 | 1.3 | 1.61 | 153 | 1.72 | 281 | 31.5 | 10.6 |
| 3日目の献立 | 朝食 | | | | | | | | | | | | | | | | | |
| | カテージチーズサンド | 54 | 358 | 25.2 | 5.1 | 54.7 | 142 | 63 | 3.4 | 1.3 | 37 | 0.38 | 0.45 | 2 | 0.36 | 25 | 3.8 | 2.9 |
| | かぼちゃサラダ | 54 | 136 | 6.1 | 6 | 14.7 | 431 | 30 | 0.9 | 0.7 | 218 | 0.24 | 0.16 | 41 | 0.03 | 18 | 2.8 | 1.3 |
| | キャベツのレモンあえ | 54 | 15 | 0.8 | 0.1 | 3.6 | 136 | 29 | 0.2 | 0.2 | 62 | 0.03 | 0.03 | 23 | 0.01 | 0 | 1.3 | 0.5 |
| | 朝食合計 | | 509 | 32.1 | 11.2 | 73 | 709 | 122 | 4.5 | 2.2 | 317 | 0.65 | 0.64 | 66 | 0.4 | 43 | 7.9 | 4.7 |
| | 昼食 | | | | | | | | | | | | | | | | | |
| | おかかの焼きおにぎり | 56 | 229 | 5.4 | 0.9 | 48.1 | 109 | 11 | 0.8 | 1 | 7 | 0.12 | 0.04 | 0 | 0.03 | 4 | 1.2 | 0.6 |
| | サケのおぼろこんぶ巻き | 56 | 106 | 15.5 | 2.7 | 8.3 | 912 | 97 | 1.1 | 0.6 | 67 | 0.17 | 0.23 | 8 | 0.49 | 38 | 4.3 | 1.4 |
| | ほうれん草とにんじんのごまあえ | 56 | 60 | 2.8 | 3 | 7.1 | 479 | 96 | 1.8 | 0.8 | 278 | 0.14 | 0.14 | 21 | 0.08 | 1 | 2.6 | 0.6 |
| | えのきとしらたきの煮物 | 56 | 33 | 2.1 | 0.1 | 10.4 | 180 | 53 | 0.9 | 0.4 | 1 | 0.06 | 0.08 | 0 | 0.01 | 3 | 3 | 0.9 |
| | 昼食合計 | | 428 | 25.8 | 6.7 | 73.9 | 1680 | 257 | 4.6 | 2.8 | 353 | 0.49 | 0.49 | 29 | 0.61 | 46 | 11.1 | 3.5 |
| | 夕食 | | | | | | | | | | | | | | | | | |
| | 豚肉のレンジ蒸し | 58 | 176 | 16.1 | 7.9 | 10.6 | 789 | 24 | 1.2 | 1.7 | 2 | 0.63 | 0.21 | 13 | 0.03 | 40 | 2.6 | 1.7 |
| | かぶの三杯酢 | 58 | 40 | 2.9 | 0.1 | 7.1 | 253 | 75 | 0.7 | 0.3 | 56 | 0.05 | 0.07 | 27 | 0.01 | 18 | 1.7 | 0.7 |
| | 切りこんぶとさつまいもの煮物 | 58 | 101 | 1 | 2.1 | 20.4 | 493 | 49 | 0.7 | 0.2 | 1 | 0.06 | 0.03 | 15 | 0.14 | 0 | 2.3 | 0.8 |
| | ごはん(胚芽精米) | 58 | 251 | 4.1 | 0.9 | 54.6 | 77 | 8 | 0.3 | 1.1 | 0 | 0.12 | 0.02 | 0 | 0.02 | 0 | 1.2 | 0 |
| | 夕食合計 | | 568 | 24.1 | 11 | 92.7 | 1612 | 156 | 2.9 | 3.3 | 59 | 0.86 | 0.33 | 55 | 0.2 | 58 | 7.8 | 3.2 |
| | 3日目合計 | | 1505 | 82 | 28.9 | 239.6 | 4001 | 535 | 12 | 8.3 | 729 | 2 | 1.46 | 150 | 1.21 | 147 | 26.8 | 11.4 |
| 4日目の献立 | 朝食 | | | | | | | | | | | | | | | | | |
| | ポーチドエッグオーロラソース | 60 | 125 | 7.2 | 8.8 | 3.6 | 232 | 45 | 1.3 | 0.8 | 116 | 0.07 | 0.26 | 7 | 0.1 | 219 | 0.7 | 0.7 |
| | ベジタブルスープ | 60 | 59 | 2.4 | 0.6 | 12.2 | 197 | 33 | 0.6 | 0.4 | 130 | 0.08 | 0.05 | 19 | 0.02 | 0 | 2.8 | 1.9 |
| | オレンジ | 60 | 16 | 0.4 | 0 | 3.9 | 56 | 8 | 0.1 | 0.1 | 4 | 0.04 | 0.01 | 16 | 0 | 0 | 0.3 | 0 |
| | 低脂肪牛乳 | 60 | 97 | 8 | 2.1 | 11.6 | 399 | 273 | 0.2 | 0.8 | 27 | 0.08 | 0.38 | 2 | 0 | 13 | 0 | 0.3 |
| | フランスパン | 60 | 167 | 5.6 | 0.8 | 34.5 | 66 | 10 | 0.5 | 0.5 | 0 | 0.05 | 0.03 | 0 | 0.02 | 0 | 1.6 | 0.9 |
| | 朝食合計 | | 464 | 23.6 | 12.3 | 65.8 | 950 | 369 | 2.7 | 2.6 | 277 | 0.32 | 0.73 | 42 | 0.16 | 232 | 5.4 | 3.8 |
| | 昼食 | | | | | | | | | | | | | | | | | |
| | めはりごはん | 62 | 272 | 5.1 | 2.6 | 56.3 | 105 | 66 | 0.8 | 1.3 | 13 | 0.14 | 0.03 | 0 | 0.04 | 0 | 2.5 | 1.1 |
| | 豚肉のえのき巻き焼き焼きパプリカ添え | 62 | 141 | 13.7 | 7.3 | 6.1 | 418 | 14 | 1 | 1.5 | 64 | 0.64 | 0.24 | 72 | 0.11 | 40 | 2 | 0.9 |
| | ブロッコリーの玉ねぎみそかけ | 62 | 89 | 6.1 | 1.1 | 16.9 | 505 | 55 | 1.6 | 0.9 | 87 | 0.17 | 0.22 | 130 | 0.06 | 0 | 5.6 | 1.2 |
| | 大根とにんじんの磯部あえ | 62 | 31 | 0.9 | 0.1 | 7.4 | 219 | 22 | 0.3 | 0.1 | 86 | 0.03 | 0.03 | 10 | 0.01 | 0 | 1.4 | 1 |
| | 昼食合計 | | 533 | 25.8 | 11.1 | 86.7 | 1247 | 157 | 3.7 | 3.8 | 250 | 0.98 | 0.52 | 212 | 0.22 | 40 | 11.5 | 4.2 |

| | | 掲載(ページ) | エネルギー(kcal) | たんぱく質(g) | 脂質(g) | 炭水化物(g) | カリウム(mg) | カルシウム(mg) | 鉄(mg) | 亜鉛(mg) | ビタミンA(レチノール当量)(μg) | ビタミンB₁(mg) | ビタミンB₂(mg) | ビタミンC(mg) | n-3系多価不飽和脂肪酸(g) | コレステロール(mg) | 食物繊維(g) | 食塩相当量(g) |
|---|---|---|---|---|---|---|---|---|---|---|---|---|---|---|---|---|---|---|
| 4日目の献立 | 夕食 | | | | | | | | | | | | | | | | | |
| | 焼きサンマの玉ねぎ漬け | 64 | 212 | 12 | 14.8 | 5.3 | 228 | 32 | 1.1 | 0.7 | 11 | 0.03 | 0.18 | 3 | 2.37 | 40 | 0.9 | 1 |
| | きのこのホイル焼き | 64 | 27 | 3.8 | 0.6 | 7.6 | 443 | 3 | 0.7 | 0.7 | 0 | 0.2 | 0.23 | 10 | 0.01 | 0 | 4.8 | 0.3 |
| | 刺し身こんにゃく | 64 | 5 | 0.2 | 0.1 | 1.9 | 30 | 35 | 0.3 | 0.1 | 0 | 0 | 0 | 0 | 0 | 0 | 1.5 | 0.2 |
| | 青梗菜とにんじんのくるみあえ | 64 | 61 | 1.5 | 3.5 | 6.9 | 251 | 73 | 0.9 | 0.4 | 238 | 0.04 | 0.06 | 15 | 0.45 | 1 | 1.6 | 0.5 |
| | ごはん(胚芽精米) | 64 | 251 | 4.1 | 0.9 | 54.6 | 77 | 8 | 0.3 | 1.1 | 0 | 0.12 | 0.02 | 0 | 0.02 | 0 | 1.2 | 0 |
| | 夕食合計 | | 556 | 21.6 | 19.9 | 76.3 | 1029 | 151 | 3.3 | 3 | 249 | 0.39 | 0.49 | 28 | 2.85 | 41 | 10 | 2 |
| | 4日目合計 | | 1590 | 71 | 47.3 | 228.8 | 3226 | 677 | 9.7 | 9.4 | 777 | 1.69 | 1.74 | 282 | 3.19 | 313 | 26.9 | 10 |
| 5日目の献立 | 朝食 | | | | | | | | | | | | | | | | | |
| | オールブランフレーク | 66 | 285 | 11.5 | 3 | 56.7 | 579 | 276 | 4.2 | 0.9 | 209 | 0.37 | 0.79 | 40 | 0 | 13 | 4.3 | 0.9 |
| | 卵のココット風 | 66 | 120 | 7.8 | 6.8 | 6.5 | 248 | 60 | 1.3 | 0.9 | 153 | 0.07 | 0.26 | 23 | 0.17 | 231 | 1.6 | 0.7 |
| | 野菜のしょうがじょうゆあえ | 66 | 24 | 1.5 | 0.1 | 5.3 | 349 | 30 | 0.4 | 0.2 | 38 | 0.05 | 0.04 | 17 | 0.01 | 0 | 1.5 | 0.6 |
| | 朝食合計 | | 429 | 20.8 | 9.9 | 68.5 | 1176 | 366 | 5.9 | 2 | 400 | 0.49 | 1.09 | 80 | 0.18 | 244 | 7.4 | 2.2 |
| | 昼食 | | | | | | | | | | | | | | | | | |
| | トマトスープパスタ | 68 | 605 | 34.7 | 15.9 | 81.6 | 1332 | 305 | 2.5 | 4.1 | 147 | 0.39 | 0.52 | 19 | 0.15 | 54 | 7 | 2.4 |
| | 白菜の即席漬け | 68 | 11 | 0.6 | 0.1 | 2.6 | 168 | 31 | 0.2 | 0.1 | 6 | 0.02 | 0.02 | 14 | 0.01 | 0 | 1 | 0.3 |
| | にんじんのたらこあえ | 68 | 59 | 2.8 | 2.5 | 6.7 | 220 | 22 | 0.3 | 0.5 | 480 | 0.1 | 0.07 | 6 | 0.13 | 35 | 1.8 | 0.5 |
| | 昼食合計 | | 675 | 38.1 | 18.5 | 90.4 | 1720 | 358 | 3 | 4.7 | 633 | 0.51 | 0.61 | 39 | 0.29 | 89 | 9.8 | 3.2 |
| | 夕食 | | | | | | | | | | | | | | | | | |
| | イワシのかば焼き | 70 | 126 | 8.8 | 6.6 | 7.3 | 177 | 32 | 0.9 | 0.5 | 19 | 0.02 | 0.16 | 4 | 1.33 | 26 | 0.3 | 1 |
| | まいたけと水菜のお浸し | 70 | 15 | 2.1 | 0.3 | 2.7 | 264 | 71 | 0.9 | 0.4 | 33 | 0.1 | 0.18 | 18 | 0 | 2 | 1.7 | 0.5 |
| | さやいんげんとにんじんのピーナツあえ | 70 | 63 | 2.4 | 2.8 | 8.1 | 156 | 36 | 0.4 | 0.2 | 151 | 0.03 | 0.05 | 3 | 0 | 1 | 1.9 | 0.5 |
| | ごはん(胚芽精米) | 70 | 251 | 4.1 | 0.9 | 54.6 | 77 | 8 | 0.3 | 1.1 | 0 | 0.12 | 0.02 | 0 | 0.02 | 0 | 1.2 | 0 |
| | 夕食合計 | | 455 | 17.4 | 10.6 | 72.7 | 674 | 147 | 2.5 | 2.2 | 203 | 0.27 | 0.43 | 25 | 1.35 | 29 | 5.1 | 2 |
| | 5日目合計 | | 1559 | 76.3 | 39 | 231.6 | 3570 | 871 | 11.4 | 8.9 | 1089 | 1.27 | 2.13 | 144 | 1.82 | 362 | 22.3 | 7.4 |
| 肉のおかず | 鶏胸肉のあわ雪焼きねぎソース | 74 | 145 | 16.7 | 3.1 | 11.8 | 489 | 71 | 1.2 | 0.7 | 85 | 0.1 | 0.19 | 18 | 0.04 | 43 | 1.7 | 1.6 |
| | 牛肉の網焼きおろしだれ | 75 | 132 | 14.3 | 6.2 | 4.9 | 520 | 28 | 2 | 2.3 | 27 | 0.15 | 0.31 | 13 | 0.02 | 39 | 1.8 | 1.7 |
| | ささ身のバジルパン粉焼き | 76 | 220 | 18.1 | 9.5 | 14.6 | 441 | 26 | 0.9 | 0.8 | 67 | 0.1 | 0.15 | 13 | 0.17 | 93 | 1.3 | 1.3 |
| | ポークビーンズ | 77 | 179 | 18.2 | 6.2 | 12.5 | 648 | 33 | 1.5 | 1.8 | 161 | 0.69 | 0.22 | 17 | 0.38 | 39 | 3.4 | 1.4 |
| 魚のおかず | 焼きアジの南蛮漬け | 79 | 96 | 13.1 | 2.1 | 5.4 | 329 | 31 | 0.7 | 0.6 | 22 | 0.08 | 0.14 | 5 | 0.49 | 46 | 0.8 | 0.5 |
| | キンメダイのわかめ蒸し | 80 | 132 | 13 | 7.2 | 5.0 | 274 | 67 | 0.7 | 0.6 | 43 | 0.06 | 0.06 | 4 | 0.86 | 36 | 1.8 | 1.9 |
| | サバの和風トマト煮 | 81 | 174 | 14.4 | 7.6 | 12.2 | 500 | 23 | 1.2 | 0.8 | 65 | 0.17 | 0.22 | 13 | 0.92 | 39 | 1.8 | 1.9 |
| | マダイの野菜煮 | 82 | 169 | 16.5 | 7.8 | 7.5 | 631 | 53 | 0.6 | 0.6 | 147 | 0.28 | 0.1 | 28 | 1.44 | 50 | 2 | 1.7 |
| 野菜のおかず | キャベツとにんじんのサラダ | 83 | 59 | 1.1 | 3.2 | 7.2 | 237 | 32 | 0.2 | 0.2 | 147 | 0.04 | 0.04 | 74 | 0.02 | 0 | 2 | 0.7 |
| | しめじと小松菜のおろしあえ | 84 | 36 | 2.2 | 0.4 | 7.6 | 646 | 141 | 2.3 | 0.4 | 182 | 0.12 | 0.14 | 39 | 0.04 | 0 | 3.2 | 1.5 |
| | アスパラガスとにんじんのからし酢みそあえ | 85 | 52 | 6 | 0.5 | 6 | 235 | 16 | 0.5 | 0.4 | 146 | 0.07 | 0.08 | 6 | 0.03 | 13 | 1.2 | 0.6 |

| 分類 | 料理名 | 掲載(ページ) | エネルギー(kcal) | たんぱく質(g) | 脂質(g) | 炭水化物(g) | カリウム(mg) | カルシウム(mg) | 鉄(mg) | 亜鉛(mg) | ビタミンA(レチノール当量)(μg) | ビタミンB₁(mg) | ビタミンB₂(mg) | ビタミンC(mg) | n-3系多価不飽和脂肪酸(g) | コレステロール(mg) | 食物繊維(g) | 食塩相当量(g) |
|---|---|---|---|---|---|---|---|---|---|---|---|---|---|---|---|---|---|---|
| 野菜のおかず | 三色ピーマンのエスニックおかかあえ | 86 | 26 | 2.4 | 0.2 | 4.5 | 140 | 6 | 0.4 | 0.2 | 28 | 0.03 | 0.05 | 83 | 0.01 | 3 | 1 | 1.1 |
| | 春菊のからしあえ | 87 | 23 | 2.4 | 0.3 | 4.5 | 339 | 73 | 1.3 | 0.3 | 226 | 0.1 | 0.13 | 10 | 0.04 | 2 | 2.6 | 0.7 |
| | かぶとエビのうすくず煮 | 88 | 63 | 7.9 | 0.3 | 7.8 | 373 | 124 | 1 | 0.7 | 35 | 0.06 | 0.06 | 27 | 0.02 | 56 | 1.7 | 1.4 |
| | しらたきの焼きそば風 | 89 | 154 | 7.1 | 6.5 | 20.8 | 474 | 133 | 1.6 | 0.9 | 150 | 0.26 | 0.17 | 43 | 0.29 | 14 | 7.3 | 1.8 |
| | ホタテキャベツ | 90 | 62 | 7.9 | 0.5 | 7.9 | 337 | 49 | 0.6 | 1.1 | 139 | 0.06 | 0.08 | 27 | | 20 | 2.3 | 1.3 |
| 主食 | まいたけごはん | 92 | 289 | 7.1 | 3.2 | 57.9 | 504 | 28 | 0.8 | 1.5 | 6 | 0.21 | 0.17 | 9 | 0.15 | 0 | 2.6 | 0.5 |
| | 大根雑炊 | 93 | 279 | 17.8 | 3.9 | 41.3 | 465 | 339 | 3 | 1.9 | 140 | 0.1 | 0.17 | 14 | 0.22 | 208 | 1.9 | 3 |
| | ごはんのお焼き | 94 | 276 | 10 | 7.3 | 40.1 | 140 | 68 | 1 | 1.2 | 63 | 0.06 | 0.13 | 1 | 0.4 | 141 | 0.7 | 2.2 |
| | さっとライスサラダ | 95 | 202 | 6.1 | 4.5 | 33.7 | 288 | 22 | 0.8 | 0.7 | 60 | 0.05 | 0.05 | 16 | 0.06 | 7 | 1.2 | 0.6 |
| | ヘルシージャージャー麺 | 96 | 502 | 28.3 | 12.7 | 62.8 | 816 | 186 | 2.3 | 2.3 | 63 | 0.64 | 0.21 | 26 | 0.34 | 33 | 4.8 | 2.4 |
| | ねばねばそば | 97 | 333 | 15.2 | 3.9 | 59.9 | 428 | 69 | 2.9 | 1.5 | 3 | 0.21 | 0.21 | 3 | 0.23 | | 5.5 | 3.1 |
| 汁物 | ブロッコリーのエスニックスープ | 98 | 56 | 8.2 | 0.5 | 6.4 | 347 | 35 | 0.6 | 0.8 | 25 | 0.1 | 0.16 | 46 | 0.01 | 38 | 2.8 | 1.2 |
| | トマトジュースチャウダー | 99 | 36 | 3.4 | 0.3 | 5.6 | 393 | 38 | 2 | 0.5 | 39 | 0.06 | 0.12 | 8 | 0.01 | 16 | 0.9 | 1.5 |
| | のっぺい汁 | 100 | 99 | 5.6 | 3.3 | 11.9 | 457 | 123 | 1.7 | 0.7 | 69 | 0.05 | 0.03 | 6 | 0.24 | 17 | 3.2 | 1.4 |
| 豆腐 | 和風豆腐ステーキ | 101 | 166 | 7 | 7.4 | 18.7 | 451 | 132 | 1.2 | 0.8 | 164 | 0.1 | 0.09 | 13 | 0.48 | 2 | 2.9 | 2.7 |
| | ピーマン入りマーボー豆腐 | 101 | 183 | 11.4 | 10.5 | 10.1 | 326 | 41 | 1.1 | 1.1 | 16 | 0.37 | 0.1 | 24 | 0.44 | 20 | 1.4 | 2.1 |
| | 豆腐チゲ | 101 | 231 | 17.9 | 12.3 | 13.3 | 702 | 156 | 2.1 | 1.7 | 92 | 0.45 | 0.25 | 14 | 0.35 | 20 | 4 | 2.5 |
| 常備菜 | れんこんとしいたけのひたすら煮 | 103 | 131 | 12.3 | 4.5 | 12.9 | 911 | 58 | 1 | 1.2 | 2 | 0.44 | 0.17 | 24 | 0.03 | 38 | 3.6 | 0.9 |
| | ひじきのシンプル煮 | 104 | 89 | 5.3 | 4.4 | 9.9 | 697 | 104 | 3.6 | 0.5 | 18 | 0.1 | 0.09 | 8 | 0.3 | | 4.4 | 0.7 |
| | 洋風ピクルス | 105 | 89 | 2.6 | 0.3 | 20.1 | 613 | 75 | 0.9 | 0.7 | 201 | 0.1 | 0.08 | 28 | 0.01 | 1 | 4.7 | 0.5 |
| | キャベツのフルーツ漬け | 106 | 37 | 1.2 | 0.2 | 9.1 | 204 | 33 | 0.3 | 0.3 | 27 | 0.06 | 0.04 | 35 | 0.01 | 0 | 1.7 | 0.3 |
| おつまみ | 納豆の磯辺焼き | 107 | 48 | 3.8 | 3.1 | 1.7 | 98 | 21 | 0.9 | 0.5 | 113 | 0.05 | 0.2 | 3 | 0.1 | 94 | 0.8 | 0.4 |
| | エビの生春巻き | 108 | 137 | 7.4 | 2.7 | 21.5 | 188 | 36 | 0.5 | 0.6 | 38 | 0.09 | 0.04 | 7 | 0.02 | 30 | 1.5 | 1.6 |
| | ホタテ貝柱のレモンはさみ | 109 | 52 | 8.4 | 0.1 | 4.2 | 252 | 18 | 0.2 | 0.9 | 12 | 0.01 | 0.05 | 15 | 0.01 | 15 | 0.8 | 0.9 |
| | ふろふき大根のステーキ | 110 | 200 | 3.3 | 14.1 | 14.3 | 208 | 16 | 0.3 | 0.4 | 3 | 0.08 | 0.03 | 9 | 0.83 | 8 | 1.2 | 0.7 |
| おやつ | ヨーグルトストロベリーソフト | 112 | 75 | 4.4 | 1.1 | 12.6 | 85 | 129 | 0.2 | 0.1 | 1 | 0.02 | 0.2 | 31 | 0.01 | 0 | 0.7 | 0.1 |
| | レアチーズケーキ | 113 | 76 | 7 | 1.7 | 7.7 | 21 | 54 | 0.1 | 0.1 | 12 | 0.01 | 0.05 | 1 | 0.01 | 6 | 0.3 | 0.4 |
| | ポリポリミニスナック | 114 | 78 | 2.8 | 0.8 | 14.1 | 23 | 6 | 0.3 | 0.2 | 6 | 0.02 | 0.2 | 0 | | 17 | 0.5 | 0.2 |
| | いちごのクラッシュゼリー | 115 | 61 | 2.9 | 0.1 | 13.2 | 150 | 6 | 0.3 | 0.1 | 1 | 0.02 | 0.05 | 50 | | 0 | 1.1 | 0 |
| | グレープフルーツゼリー | 115 | 76 | 3.4 | 0.1 | 16.9 | 178 | 13 | 0.1 | 0.1 | 0 | 0.06 | 0.02 | 41 | | 0 | 0.4 | 0 |
| | オレンジティーゼリー | 115 | 68 | 2.4 | 0.1 | 15.9 | 148 | 25 | 0.3 | 0.2 | 20 | 0.1 | 0.04 | 40 | | 0 | 0.8 | 0 |
| ドリンク | スカッとレモン | 116 | 4 | 0.1 | 0 | 1.3 | 15 | 3 | 0 | 0 | 10 | 0.01 | 0.01 | 8 | | 0 | 0 | 0 |
| | ビネガートマトドリンク | 116 | 32 | 1.2 | 0.2 | 7.1 | 428 | 11 | 0.5 | 0.2 | 47 | 0.07 | 0.07 | 12 | | 0 | 1.2 | 0 |
| | レッドアイ | 117 | 32 | 1.1 | 0.1 | 7.6 | 269 | 11 | 0.3 | 0.1 | 26 | 0.04 | 0.04 | 13 | | 0 | 1.1 | 0 |
| | 野菜スムージー | 117 | 51 | 1.6 | 0.3 | 12.4 | 419 | 113 | 1.6 | 0.2 | 133 | 0.08 | 0.09 | 51.5 | 0.04 | 0 | 2.9 | 0 |
| | シナモンミルクティー | 118 | 106 | 7 | 1.8 | 15.7 | 358 | 237 | 0.2 | 0.7 | 23 | 0.07 | 0.34 | 0 | | 11 | 0 | 0.3 |
| | ソイグリーンティー | 118 | 99 | 6.3 | 3.2 | 11.4 | 367 | 35 | 2.4 | 0.7 | 72 | 0.06 | 0.07 | 2 | 0.24 | 0 | 1.5 | 0 |

## 著者プロフィール

■医療監修

**綿田裕孝**（わただ・ひろたか）

順天堂大学医学部糖尿病内分泌内科教授。
1990年、大阪大学医学部卒業。内科臨床研修後、大阪大学大学院医学研究科修了。
カリフォルニア大学サンフランシスコ校に留学後、順天堂大学医学部糖尿病内分泌内科　講師、助教授、准教授を経て、2010年より現職。共著に『糖尿病治療のニューパラダイム／ライフスタイルの改善』ほか多数。日本糖尿病学会理事。

■栄養指導・献立作成

**髙橋徳江**（たかはし・とくえ）

順天堂大学医学部附属練馬病院栄養科係長。
1980年、女子栄養大学卒業。順天堂大学医学部附属順天堂医院栄養部を経て、2010年より現職。生活習慣病をはじめとする種々の疾病の栄養相談・栄養管理に従事。共著に『インフォームドコンセントのための図解シリーズ／糖尿病』ほか多数。朝日放送「たけしの健康エンターテインメント！みんなの家庭の医学」にも出演中。

## STAFF

料理作成・スタイリング■襴宜田直子
料理作成協力■島田昌史（STUDIO CLUSTER）
撮影■野口奈々絵（STUDIO CLUSTER）
本文デザイン・DTP■鷹觜麻衣子
カバー・表紙・大扉デザイン■鈴木住枝（Concent,Inc.）
イラスト■タラジロウ
校正■みね工房
編集・制作■株式会社童夢

---

食事療法はじめの一歩シリーズ
だれでも無理なく続けられる
**糖尿病の満足ごはん**
2014年9月20日　初版第1刷発行

著者■綿田裕孝、髙橋徳江
発行者■香川芳子
発行所■女子栄養大学出版部

〒170-8481　東京都豊島区駒込3-24-3
電話■03-3918-5411（営業）
　　　03-3918-5301（編集）
ホームページ■http://www.eiyo21.com
振替■00160-3-84647
印刷所■凸版印刷株式会社

＊乱丁本・落丁本はお取り替えいたします
＊本書の内容の無断転載・複写を禁じます。また本書を代行業者等の第三者に依頼して電子複製を行うことは一切認められておりません。

ISBN978-4-7895-1871-0
©Hirotaka Watada, Tokue Takahashi 2014
Printed in Japan